家庭訪問

―実践事例からみた援助技術(スキル)の言語化―

田村須賀子 著

クオリティケア

はじめに

「家庭訪問援助は地域看護の歴史を通して、個別性の高い看護援助方法の中心的存在である」

振り返ると、この一文に看護学生のときから捕らわれてきました。学生実習で乳児と脳卒中後遺症者の各家庭に一人で訪問しました。町の保健師として働き始め、保健師は何をする人かと尋ねられた時、「例えば家庭訪問とか」と応えていました。しかし「地域看護の歴史を通して」「個別性の高い看護援助」「中心的存在」という原則に、自身が学び習得し、実践してきていることが適っているとはとても思えませんでした。私は、保健師として何を成さねばならないのか。専門職として何を期待されているのか。それらの問いに応える看護援助ができているとは思えなかったのです。正しくは、できているか、いないかの判断もできませんでした。

「保健師は家庭訪問で何しているのか?・」ずっと疑問でした。保健師として働き始めた時はもちろん、「保健師としての家庭訪問」ができるようになってきた時も、「それで…何ができるようになったのか?・」と自問し続けても答えられませんでした。先輩保健師に聞いても、「何を聞いているのか」「何が聞きたいのか」という反応で解決しませんでした。それはそのとおりで「何をどう聞いて、どういう答えがあれば納得できるのか」、自身もわからないまま聞いていたからなのです。でも分からないことを分からないままにしておくのは我慢できないものでした。納得できてすっきりしたとき、出来なかった何かができるようになるというものです。

本書は、私のこのような自問自答・試行錯誤の体験から、家庭訪問に潜在する看護実践の本質を「ことば」にして、先達のスキル「技」として残し継承できるようにしたいと思い書き留めたものです。保健師の家庭訪問援助の言語化・明確化により、優れて特徴的なことを対人援助スキルとして記述し、後に続く人たちにも残し、他の保健師と共有し、互いに高め合えるよう検討できるようにしたいと思いました。

先輩保健師の背中を見て、同行訪問しないと習得できない技の集積。それが保健師の家庭訪問でした。聞いて、見てくる情報量、感度が保健師によって違いすぎました。それはすなわち提供できる支援内容や質の違いとなり、量の大小で現れてきます。「気づく」「気づかない」ではないのです。見ようとしなければ見えない、聞こうとしなければ聞こえないのです。「気づき」に頼るだけでなく、「見ようとすること」「聞こうとすること」、これら一つひとつを保健師の対人援助スキルとして捉え、修得・獲得する必要があるのです。そのために家庭訪問援助の言語化・明確化に取り組んできた私の研究対象の家庭訪問援助事例から、保健師の対人援助スキルとして取り出し整理しました。各ページの上段にスキル「技」として書き出しました。事例と併せて確認下さい。

家庭訪問援助事例では、熟練保健師に語っていただきました。その語りを筆者の理解の範囲で「ことば」に書き起こし、保健師に再確認し、より事実に近い形で表現できるように修正を重ねてきました。「ことば」にできにくいことを「ことば」にする作業で、保健師に「その時、何を観て・感じたのか。どういう判断・選択・決定の思考があったのか」を問いかけ、その事実を語ってもらって書き留めてきました。その結果、そこはあたかも筆者が実施したかのような書きぶりになっておりますが、筆者もその保健師であったかのような思考の再現レベルにまで表現したことの証であると、ご理解くださいましたら幸いです。保健師の意図、看護実践の意味・意義を筆者と十分共有できているということでもあり、そうすることで対人援助スキル「技」として伝えられるようにできたと思います。

したがってさらに望むことは、本書に書き留めた先達のスキル「技」を批判的に読んでくださって、もっと優れたスキル「技」、似ているけれど別のスキル「技」を読者の皆様が「ことば」にして語り合って欲しいのです。私だったらこうする・こう思考するぞと。それが新たな「ことば」を産み出し、その結果、私たちの対人援助スキル「技」が充実し、質とともにますます向上することになります。それにより家庭訪問援助の受け手側の住民・国民の満足度が上がり、よりよい健康を享受でき、生活の質も上がります。結果、私たち保健師も専門職としての社会的責任を果たせることになります。尊厳が保てます。このような正の流れを作るきっかけにしたいのです。

本書が、家庭訪問援助の特質・個別支援を明確にする研究のさらなる展開と、これからの新たな時代の保健師が、地域看護の実践・教育・研究の担い手として、当事者本人・家族に寄り添うとは、人々の生活を護るとは、地域共生社会実現のために何ができるのか、その可能性についての検討に役立つことを願います。

第4章　療養・療養生活上の困難に対応する　53

第１章　家庭訪問援助事例を集める

家庭訪問援助の言語化・明確化に取り組んだ研究では、まずは自身で「保健師らしい対人援助展開ができた」と自負できる具体的な看護実践について筆者も含めて、熟練保健師の意図として自由に語っていただきました。その語りを筆者の理解の範囲で「ことば」に書き起こし、保健師の意図を再確認し、より事実に近い形で表現できるように修正を重ねてきました。

なお、本書における家庭訪問援助は、「保健師が当事者本人・家族の生活の場に出向き、保健師と当事者本人・家族との人間関係のもと、保健師がその専門性において責任もって行う看護援助」としています。そして看護援助は、「当事者本人・家族の援助ニーズに対して、対象に変化をもたらそうと、保健師がその専門性において責任もって行う援助」、保健師は、「保健所または市町村に所属する看護職。地域住民の健康生活の維持・向上に責任をもち、当事者本人・家族への看護援助にあたる一方、保健事業・施策の運用をも担う」としました。

本書で紹介する家庭訪問援助事例は、あたかも筆者が実施したかのように書き留められるよう、「その時、何を観て・感じたのか。どういう判断・選択・決定の思考があったのか」について、その事実を語っていただく必要がありました。それができる保健師、すなわち熟練保健師から援助事例の情報をいただきました。

1　保健師に援助過程再現記録を書いてもらう

援助事例の情報をお願いした熟練保健師は、まずは実務経験5年以上の方としました。そして保健師の行為の意味を自身で解釈することに価値をおき、自身の家庭訪問援助を記述することの意義を理解している保健師です。さらに家庭訪問援助を再現し、そして自分の「ことば」で記述できる能力のある保健師です。そのうえで、援助事例の情報提供に協力いただける保健師です。ただし直観的に質の高い看護援助を提供できるとしても、その家庭訪問援助を記述できない保健師にはお願いしませんでした。

家庭訪問援助事例を語っていただくのに、私が保健師の思考内容を誘導することにならないようにする必要があります。そのため各々の保健師に、次の申し合わせをして、まず援助記録を書いてもらいました。

① 対象本人・家族の生活の場に出向き、そこで展開する一連の家庭訪問援助を記述してください。

② 家庭訪問援助の回ごとに、その訪問前とその時、訪問後に分けて時間順に記述してください。

③ 保健師の言動ばかりでなく、保健師が内面で考えていること、保健師の内面に生じる心の動き、すなわち何にどう対応していったか、そのときあった「判断・選択・決定の思考」も含めて記述してください。「考えていたが、結局行わなかった」というものも記述してください。

④ 保健師が直観で行う行為には、経験を重ねる中で思考の部分が省略されたと解釈できます。しかし省略された思考には、その保健師らしい家庭訪問援助の特質が潜在している可能性が大きいので、そこにあったはずの思考も「ことば」にして記述するようにしてください。

家庭訪問援助は保健師一人で行うことが多く、「その時、何を観て・感じたのか。どういう判断・選択・決定の思考があったのか」についての事実は、他人からは把握できないので、家庭訪問援助を実施している保健師自身が記述する必要があります。しかしその人が内面で考えていたことであっても、これを「ことば」にして記述することは難しいものです。したがって保健師には、書き方について不安に思ったり、間違いを恐れて書くのを止めたりしないで、内面で考えたことはとにかく書いてくださるようにと依頼しました。

2　インタビューして加筆修正する

保健師に記述してもらった家庭訪問援助の記録は、私がその記述内容を理解する必要があります。具体的には、私がこの記録で、この保健師のように考え行動できそうかどうかという観点で、明確にしたいことを保健師にインタビューしました。

例えば保健師からいただいた記述には、多くの文節からなる長い文章で、「その時、何を観て・感じたのか」丁寧に書いてくださっていました。しかし、その流れならば当然保健師が考えていたはずだと明らかに判断できるのに、記述されていないものがありました。そこを私が読み、援助内容と思考過程等が理解できないもの、いかようにも解釈できるものについて、私が箇条書きし保健師に渡しました。これを読んで確認してもらい、後日、その箇条書きに沿って、私が保健師にインタビューし、その家庭訪問援助を理解していきました。

そしてインタビューでの回答をもとに、改めて家庭訪問援助再現記録を加筆修正し、もう一度保健師に読んで修正してもらいました。保健師から修正されてきたことの中には、改めて読むことにより思い出された内容も追加されていました。こうして家庭訪問援助再現記録の内容が充実し、精度もたかめられました。

本書の家庭訪問援助事例は、こうして紹介するのに必要な情報が集められ、事例ごとに文章として整えられました。

第2章　会ってもらえる関係づくり

家庭訪問では、相手に受け入れられて初めて援助提供ができます。まずは当事者本人・家族に支援者として受け入れてもらえるようにします。対象の受けとめ方の反応を観ながら支援をし、支援の継続について決定していくのです。それによって対象との信頼関係が形成でき、維持できるようになり、当事者本人も保健師に相談でき、必要時に本人と連絡を取り合える関係になります。そうなると相手の真の援助ニーズも把握でき、相手の家庭・地域生活に見合った方法での援助提供ができるようになっていきます。

受け入れてもらう

「現在要支援1の認定だが要介護1にしろ!」

この事例は、当事者本人（70歳代　男性）が怒りの電話をかけてきたところからの関わりでした。電話を受けた地域包括支援センター保健師は、話を聞くとすぐに家庭訪問をしました。電話は課長名指しでかかってきて、「現在要支援1の認定だが要介護1にしろ！」と怒っていたとのことでした。大きな声ではなかったが、非常に攻撃的な口調だったとのことでした。保健師には、苦情の電話対応の原則がありました。それは経験に裏付けられたもので、今や

確信できるようになってきたものです。すなわち、

①とりあえず訪問するのが良い
②複数名で訪問するのがより良い
③苦情の内容と気持ちを本人から直接聞く、です。

「来てくれた」ということで、高齢者は有難がるものだという確信のもと「とりあえず訪問」しました。「気持ちが落ち着く」のを見計らって援助提供に向けた情報収集を開始します。本人の言い分を聞き、この後の自身のことをどうしていくのか、どうしていったらよいのか、本人主体で検討していくのです。

身体が辛いのに、要支援1という軽い判定であったことに憤りを感じているようだと推測し、とりあえず訪問して、苦情の内容と気持ちを本人から直接聞くことにしました。電話の内容から介護保険サービスにつながる可能性を想定して、介護保険担当係長と2人で訪問しました。

とりあえず訪問して会いに行く

会えば関係がつくられる

本人と顔を合わせると、「あんたたちのこと、なんか知っている」と、どこで会っていたとか、そのときの状況とかの話を始めました。保健師が想定したとおり、このケースも怒っていたかもしれないが、すぐに訪問したことで気持ちが落ち着いていったようでした。何でも息子と介護保険係長の夫が同級生なのだとかで、もともとの関係性をお互いに確認することで、雰囲気が少し和らぎました。

これまでの関わりを調べる

本人の自己管理能力を推し測る

保健師も本人の名前に見覚えがあり、後で調べてみると保健センターで健診をずっと受けていた人だとわかりました。本人は、保健師の顔を覚えるくらい健診を受けていた人だったということになります。さらに健診を「今年も受けている、昨年も受けに行った」と言っています。これまでの本人との関わりを振り返り、健診受診等の健康行動から自己管理ができる人であると評価しました。

真のニーズについて話を聞いていく

一方、家の中はほこりでいっぱいでした。見えるところはそうでもなかったのですが、隅のほうはしばらく掃除していないようで、本人も隅のほこりや掃除していない事を気にしているようでした。保健師は、ほこりが気になっているのに掃除がなされていないのは、体調が悪くてできないのかもしれないと推測しました。苦情の電話をした背景には、身体のだるさで掃除ができない辛さもある可能性が高いと判断できました。ここは、体調はどうなのか生活はどうしているのか把握し、本人の真のニーズについて話を聞いていく必要性があります。今の体調と生活で一番つらいところはどこなのかに焦点をしぼり、話を聞いていきました。

本人の一番の困りごとから聞く

いよいよ本題の苦情電話の要介護度に関わる話に入ったところで、慢性腎不全で足の浮腫みが強いと話し始めました。口調も少し柔らかくなってきていて、保健師は〝(電話では)要介護度に固執していたが、そうではなく自分の辛さについて話始めた〟〝やはり、とにかく身体がだるく、辛いのだ〟と推し量ります。

まずは生活上で本人が困っていること、例えば家の中であればほこりへの対応について早急に支援を行うこと、その後に根本原因である慢性腎不全について支援を行っていく。この順番で進めることにしました。そして「差支えなければ、家のお掃除の支援を受けませんか？」と、

ケアプランを作成し担当者会議を行う

反応を見ながら提案してみます。

生活で困っていることの支援としての介護保険サービスも、この日のうちにケアプランを作成し、後日の担当者会議を行う方向で進めるとよりよいと考えました。本人に介護保険サービスについて説明し、介護保険サービスにつなぐために、すぐケアプラン立てて明日見せるので、1週間後に担当者会議を行うと本人に伝えました。

そしたら本人、「そんなに急がれても（困る）」と応えるのです。怒りの電話をかけてきた時には、すごく急いでいた感じでしたが、それほどでも無かったようだと分かってきます。施設入所の条件についても最初の電話口で「要支援だと施設も入れない」と怒っていたのに、「今のところはいらない」と応えます。介護保険を受けようと思ったのは体がだるかったためで、施設に入りたいような気も確かにあって、矛盾しているようですが、本人の話はどちらも本当の気持ちなのだろうと推察します。

本人に保健師が支援者として受け入れてもらえるようにまず生活環境を把握し、生活環境から体調の良し悪しを推し量り生活の維持継続を妨げる要因を探りました。次に今の体調と生活の辛さについて把握し、苦情の裏にある真のニーズを探ります。そして生活上の真の困りごとを考察し、苦情内容そのものに対する対応をしていきます。本人と合意のもと介護保険ケアプランを作成し、今生活上で困っていることに対応できるようにしていきます。本人の受けとめ方の反応を観て、一つずつ支援を継続するかどうか決定しながら進めていきます。その結果、当事者本人との信頼関係も形成できてきますので、あとの支援も容易に提供できるようになります。

根本原因の腎不全に対応する

先の事例です。配食サービスも自分で中止してしまったのです。なんとか支援サービスを受け入れて生活習慣を改善してもらう必要があります。本人と合意のもと介護保険ケアプランを作成し、まずは今生活上で困っていることに対応できるようにしました。次に1日3回の食事の確保をどうするか一緒に検討し、生活を整える手段として施設入所を勧めてみます。

本人にとっての一番の困りごと。身体がだるくて掃除できない

見えるところはそうでもないが、隅のほうはしばらく掃除していないようだと保健師が観察していると、本人からも「家の中がほこりだらけ、家の隅がどうしても掃除できない」といいます。本人も家の隅のほこりや掃除していない事を気にしているようでした。ほこりが気になっているのに、身体のだるさで掃除ができない辛さがある可能性が高いと保健師は判断します。

本人が一番困っていることに対して必要な支援を受ければ、毎日の家での生活を快適に過ごしていただける。

身体のだるさもあるし体調管理のために訪問看護を入れる必要があると思うけれど、月2回くらい入れてみたらどうでしょうかと伝えます。本人は、「病院を受診しているので、訪問看護の必要性は感じない」と応えます。しかし身体のだるさを聞いていながら、腎不全による体調管理が病院受診のみであることが気がかりでした。体調について確認することにして浮腫んで辛そうな印象があったので、ずいぶんつらそうじゃないかと話しかけると、「何がつらいんだ」と本人が応えるのです。ここまで浮腫んでいて辛いはずなのに、辛いと言わない本人の気持ちを推し量ってみます。

浮腫みの様子から、訪問看護を検討する前に食事の状況について把握し、適切な健康管理支援を優先することにしました。どういう食事摂っているのかと聞くと、食事の支度は調理が難しく負担、梅干しや筋子を食べていることが多いとのことでした。配食サービスを利用している方だったことを思い出し、お弁当はと問うと「口に合わないから週に3回しか摂らない」と応えます。この方の食事は塩蔵品がすごく多く食事は乱れていることが分かってきました。

服薬とか受診よりもまずは食生活を整えることを優先する

このことから、まずは1日3回の食事をしっかり出してもらうことができたならば、それだけで、腎機能を維持していける可能性がゼロではないと考えます。服薬とか受診よりもまずは食生活を整える必要があるという優先度判断です。それで本人の食事を規則正しく摂ることを妨げている生活要因には、今は一人暮らしをずっと続けている状態であること、妻が施設入所したので調理を自分でやり始めたばかりであること、塩蔵品以外の食事を準備することは本人

本人ができることと厳しいことを整理する

にとって厳しいことがあると整理しました。

食事を規則正しく摂る方法を検討する

腎機能を悪化させないために、食事を規則正しく摂る方法について検討してみます。本人は配食サービスは口に合わない、冷たいと言っています。ヘルパーに作っていただく方法もあるのですが、要支援1だと今の制度だと週2回までしか入れません。やはり食事を整えていけるところということで、どこか施設入所が望ましいという考えに至りました。食事を整えて生活して、なるべく腎臓の機能を維持していくためには、自宅にこだわらずに、施設入所を検討する方が良いのではないかと判断しました。

食事を整えるために施設入所を検討する

食事を3回しっかり出していただくためにと、本人に施設入所について話題にだけ出してみます。本人、「（施設入所は）できないきっと」と応えます。保健師がこれまで関わった人たちが、施設入所を拒否するときには、（食事のことを）ちゃんとやるから自宅にいたいと言う人が多かったのですが、それは口にしないのだなぁと捉えます。

解決につながらない本人への言い分の対応を振り返る

（施設入所ができない）そうすると悪化するよねと伝えると、「でもやっぱり家がいい」「食事づくりは、これ以上は自分では（無理）」「やっぱり筋子と梅干ししか食べられない」と堂々巡りになりました。調理が苦手なため、現在の生活を続け、望ましい食生活を維持することは難しいことは明らかになりました。本人は食事を何とかすることも、家を移るのも譲らないのだろうと理解できました。しかし、このままでは解決にはつながりません。本人の言い分に対して、それでも食事を整えることがすごく大事だということを伝えるにとどまってしまっていると、自身の援助の過程を振り返ります。

すると本人、「親しい友人が市内のサービス付き高齢者住宅に入居している、その施設の職員は知り合いなので自分で申し込みできる、今度行ってみる」と話し始めます。施設入所を完全に拒否していたわけでもなかったようでした。保健師が危惧していたこと、施設入所を勧めた理由は伝わっていたし、本人なりに今後の生活場所は考えてくれていたことが分かり安堵します。あくまでも体調を悪化させないための生活場所についての検討なのです。サービス付き高齢者住宅であれ何であれ、望ましい食事が提供される環境でさえあれば生活を維持できるのです。そのための支援なのです。「花見がてら、施設の申し込みに行ってみる」と言ってくれたので、事前に、サービス付き高齢者住宅の職員に情報を伝えてよいかと確認すると、本人も了解してくれました。

サ高住に移ることとの本当の気持ちを探る

後日、サービス付き高齢者住宅の職員から確かに本人、入所中の友人のところを訪問したが、職員に「まだ申し込まない」と話していたと聞かされます。市役所の他職種からは、長男も本人の一人暮らしを心配し、施設で良い所あれば入ったほうが安心と言っていたという話も聞きます。家庭訪問した時のことを思い出すと、かなり広いお家でしたし、1人で寂しく暮らしているのかもしれません。2階に上がるのもだんだん大変になってきて、見守りも必要になってくるだろうと、生活の不自由さも推し量ります。そのことの解決も含めて施設入所すれば、食事も整えられてより良いのですが、支援者としてはもどかしさを感じるところです。それでも理解はできても、本人の本当の気持ちは、サ高住に移ることは嫌なのだろうことがここで明確になりました。

食事と住まいを仕切りなおす

ここで食事摂取、生活場所に関する支援の方向性について、仕切りなおすことにしました。医師の指示の理解度から、食事とか住まいの話も正確に伝わっていなかった可能性があります。確かに鍋焦がしで物忘れもありましたが、食事改善と生活の場を移す話の時の会話では、認知機能の低下は感じられませんでした。このころに本人配食サービスを止めていたのです。一方、本人が家にいたいはずなのに、自ら施設の話を切り出したという矛盾もありました。こういった本人の中の矛盾がある場合、その理由が分かってくると、本人が納得するところも見いだせるものです。ここはもう少し説明の仕方とか工夫してみることにします。

それから1か月後、本人が窓口に長男を連れてきました。「息子来たからあんたのとこに連れてきた。色々話をしてくれるか？」と。本人理解してないと危惧していたら、自分で長男を連れてきたのです。自分の理解力、保健師と話がかみ合わない何かを自分なりに感じていたのかもしれないと推し量ります。

本人の状況に対する長男の受け止め方・理解を確認しながら、規則正しく食事が摂取できる生活の確保に向けた検討が共にできるようにしたいことを長男に伝えます。本人の身体状況を正確に知っていただき、今後の方向性について、ご家族と共有できたらより良いと考えていることを伝えます。まずは医師からの説明と生活上の注意点、物忘れ症状について伝えます。今すぐではないが、規則正しい食生活の確保のため、高齢者住宅等を検討する時期であると伝えます。

本人の理解度と納得するところに見合った対応を検討する

生活の確保に向けた検討を家族と共有する

検討する時期であると保健師の判断を伝える

家族の理解力を見極める

拒否理由が分かると検討の方向も定まる

長男は「家で過ごしたいと話をしていること、家族としては施設等の入所はかわいそうに思う。もう少し様子をみたい」と応えます。長男はサービス付き高齢者住宅への入所の話は、あまり乗り気でないのかもしれないとわかりました。しかし長男と話して頭のよさそうな印象を受けました。医師の指示の話とか、サービス付き高齢者住宅の話とか、こちらから話しした内容はしっかり伝わっています。保健師も高齢者住宅等への移動ありきで言っているのではなく、あくまでも規則正しく食事が摂取できる生活場所の確保方法としてサービス付き高齢者住宅を提案してきたのです。そこのところも誤解の無いように、ご本人の身体状況からみて、このままの生活では長くは待てない状況と考えていると長男に伝えます。

本人が施設入所や高齢者住宅等への移動を拒否している理由が、何からくるものなのか分かると検討の方向も定められると考えます。サービス付き高齢者住宅のことも友達が入っているから聞いたり訪ねたりできるはずです。今、医師から腎機能が悪化しており、飲酒は医師に強く止められているとのことで、サービス付き高齢者住宅に移動すると好きに飲酒ができないからなのかという予測もできました。

サービス付き高齢者住宅に行きたくないのは、家に固執しているのかもしれません。妻が施設入所されていた時は、「また帰ってくる」「俺が家にいないとどうするんだ」という話をしていたようです。調子悪いながらも、妻が帰ってきたときに家を守ってないといけないという思いがかなりあったのではないかと思えてきました。本人は妻を施設に入れたままにするというつもりはなかったみたいでした。帰ってこられるようにと思っていたようでした。しかし今、妻が亡くなられ環境も変わってきているので、家で待っていなければならないということもな

生活していく場所をどうするかで揺れる気持ちにより添う

入院に対する本人の受け止め方を把握する

病院に行って聞くことの了解を得る

入院先とケアプランを共有する

本人が言っていることと医師が伝えている話の差を確認する

くなったはずです。おそらくそのあたりで、自分が生活していく場所をどうするかで揺れている可能性も否定できなくなってきました。

3か月後、介護予防訪問介護職員から本人が外来受診している病院に検査入院予定であるという情報が入りました。家を離れるのを嫌がっていたのに、どうしているのだろうと、本人に入院に対する受け止め方を把握するために家庭訪問しました。

何で入院するのと聞くと、「検査だってよ」と。

何の検査するのかと問うと、「分からないけど腎臓だろう」「色々調べるんでしょ」と応えます。これだけでは、本人の状況がどうなっているのか何も分かりません。入院目的が明確にならないと、安心した入院生活と、退院後の腎臓の状態を悪化させないための関わりの検討ができません。本人に病院行って、聞いてみてもいいかと了解をもらいます。

入院病棟に本人の生活状況を連絡し、入退院前後の日常生活に配慮してもらえるようにするために、入院前にケアプランも持って病棟に行きました。来週からお世話になりますと挨拶して、現在の生活状況について入院病棟に伝え、入院目的を聞きます。まだカルテ来てないから全然分からないと応えられ、病棟にはまだ情報はないため、外来で話を聞いた方が良いといわれ外来に行きます。外科外来で、医師から本人に伝えられている話を聞きます。心肥大があり、心臓の状態について今の検査値だと心臓止まること、本当は透析のためのシャントを作りたいが本人は拒否するので、腎臓が危ないところから説明している、とのことでした。

これまでの経過と同じで、本人が言っていることと医師から伝えている話に大きなギャップがあることを確認しました。本人は保健師に「一般的な検査じゃないのか」くらいしか言っていませんでした。入院が必要となった疾患状況について、本人の理解と医師からの情報の差を把握し、本人の理解度にあった支援方法について検討する必要があります。シャント作っても、心肥大があるから心臓の状態も危ないということも、本人、全く理解していない可能性があるのです。本人は医師から、まずは検査してから決めるところまでの理解で切迫性が弱いのです。ここは本人が何をどこまで理解できているのかどうか、支援に関わる職種で共有していく必要があります。また退院するときには、本人が理解できないことについて医師と看護師と打ち合わせ、何らかの対策のすり合わせも必要です。

本人の理解を多職種で共有し対策をすり合わせる

そのため入院中も病棟訪問しました。入院時の身体状況の変化を把握し、退院後の生活に向けた援助を検討するのです。入院中の本人の顔は色が白くなって、ほっそりしていました。いつも少し黒っぽいのに。「なんか白くない？　なんかほっそりしてない？」と声をかけます。おそらく病院食で食事がしっかり管理されて、むくみが引いたのだろうことは明白でした。あえて食事どうと問うと、「食えないぞあの食事」「でもこれが良いだろうな」と応えます。

入院中も病棟訪問する

病院食であるべき食事を共有する

本人はこの食事の塩加減の薄さが必要なのだろうと、部分的ではあるが理解できています。体調は良くなるまではいきませんが、身体も変化し理解もできてきて、良い方向に向かっているようです。歩くのがおぼつかない感じもありましたが、車の運転もしているとのことです。これまで運動機能の低下に見えていたことも浮腫みのためで、ＡＤＬとしては確保されていると判断できます。

本事例への支援を振り返って

健診で出会いからの予防的関わりの強化

本事例への支援を振り返って、ケースの把握と管理について課題を整理してみました。このケースは介護保険の申請と要介護認定で把握し、保健師が支援する前までは総合病院の外科にかかっていました。病院以外に誰も支援してない状況にありました。でも医療を受けていたのです。ここまで腎機能が悪化する前に、何かできることとあったのではないかと思いました。ましてこのケースは、健診を毎年受けていて、保健師の顔を覚えていました。健診を毎年受けている人であればここまで腎臓を悪くしてシャントだという話の前に、予防的な関わりとして何かできなかったのかと思うのです。他にも地域包括支援センターに来る大部分の人は、健康管理ができないような状態の、かなり悪い状態でやってくる人が多いです。たとえば介護保険で糖尿病の人を把握すると、毎日インシュリン打たなければならない人でも、認知機能が酷く低下している人たちが多いです。インシュリンの量どころかインシュリン打ったか打っていないかも覚えていないような状態になっていて、ここまで至ってしまうと本当に対応が難しいのです。健診で出会っている段階からの予防的な関わりを強化したいと、改めて思った事例です。

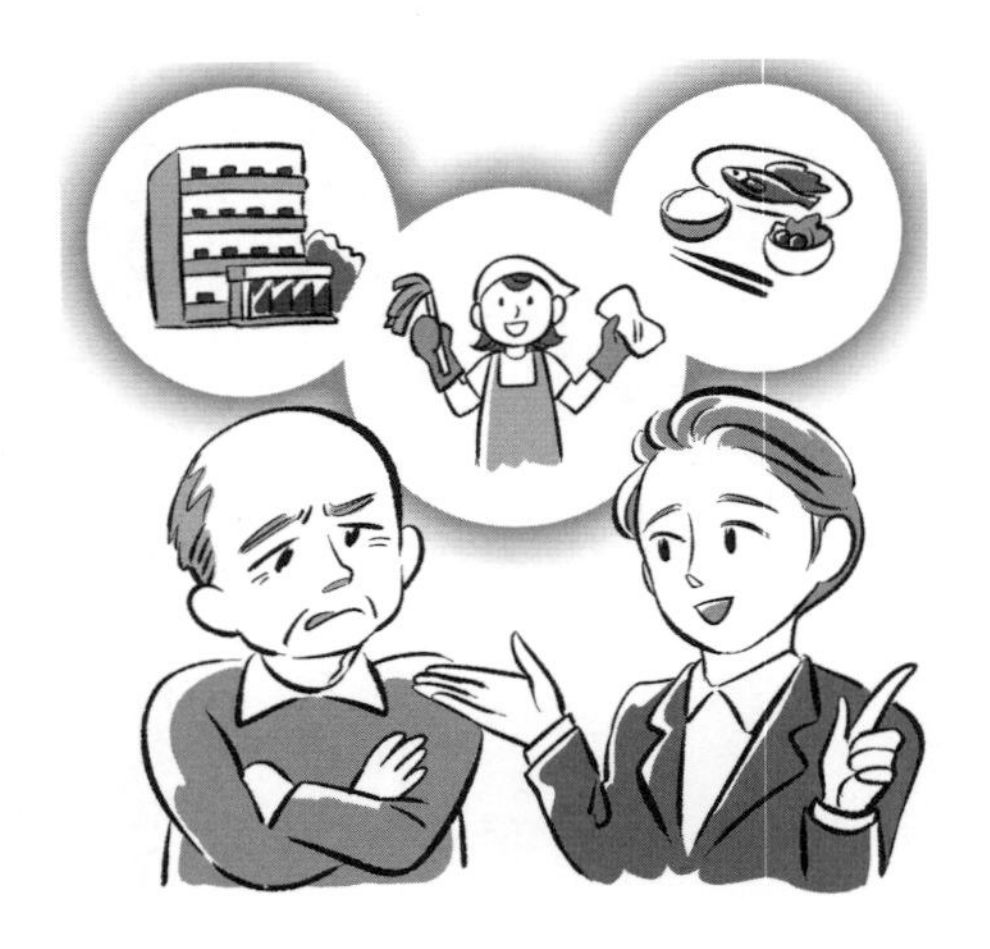

第3章　家庭・地域生活に見合った援助提供

生活の場に出向く

家庭という生活の場に出向けば、当事者本人の生活が把握できるのです。その生活様式に合った方法で援助提供できるのです。このようなことを期待して当事者本人・家族の生活の場に出向きます。

脳卒中後遺症の新規登録者宅に訪問

脳卒中後遺症者は患者登録システムができていました。退院時に日常生活動作（ＡＤＬ）がある程度できるレベルまで回復していても、自宅に戻ってから退院時の運動能力が維持できるかどうかが、そのあとの介護が必要な状態になってしまうかどうかが決まります。

何とか自分のことは自分でできる状態でいて欲しいのは、当事者本人・家族、保健師等の支援者、皆の思いです。しかしそれを阻むものに家族の介護能力もあります。それは、本人ができることまで家族がよかれとやってしまうのです。自分でやらなければ、せっかく回復したＡＤＬも低下していきます。それはどんな家族なのか、どんな生活をしているからなのか、そのところを家庭・地域生活状況も視野に入れて把握していきます。

日常の生活そのものを把握しよう

不在・拒否も怖れずそれも生活情報にする

このようなことを危惧しながら、脳卒中後遺症の新規登録者宅に訪問します。脳卒中後遺症者の場合、よほどの緊急性・重大性がない限り、事前連絡しないで訪問していました。日常生活動作と生活機能が日々の生活の中で維持向上できるか、あるいはそれを阻害する要因があるのかどうか、これをまず見極めたいものです。しかし事前に約束して出向くと、日々の生活が別の姿に変えられてしまいます。それはそれで、当事者本人・家族が他人に見せても良い姿が何かという情報にもなりますが、日常の生活そのものを把握しようと粘り強く工夫することが大事と考えます。約束しないで出向いて不在であればそれはそれで、拒否されたらされたで、それもその方と家族の日常生活スタイルと対人対応様式を示す貴重な情報です。先週来てみたけどと次に会ったときに聞けますし、とりつくろわれた対応をされるよりも、よほど次につながりますし、次の対策を講じるための情報が得られる可能性が高まります。

生活空間の間取りを探る

排泄と入浴はどこでどうしているのだろう

ここで紹介する事例（50歳代、男性）でも事前連絡なく訪問しましたが、あっさりとし「では、こちらで」と本人の妻に自営業の事務所の来客用のテーブルに案内されました。自営業は雑貨の卸をされているらしいと推測できました。奥にいた本人も妻に呼ばれて、テーブルに着席しました。自営業の事務所があるから私も他の来客と同様に中に入れてもらえたようでした。事務所の様子から事務室兼、食堂兼、休憩室に使っていることが推測できました。しかし日中はこの事務所テーブルで食事しているにしても、排泄と入浴はどこでどうしているのだろうと、かえって生活の場が見えなくて気になり落ち着きません。逆にこれまでは居間に通してもらえただけで、玄関から居間までの間取り、トイレ・浴室の場所から、日ごろどこで何をしているか、生活を感じ取れる何かを把握できていたことに気づきます。

会話をしながらイメージを描く

本人が生活している部屋は畳なのか、床なのか。どのくらいの高さで、どんな機能のベッドで寝ているのか、あるいはお布団なのかと。でも日中は、ここで妻と過ごす場があり作業はできなくても、会話するだけでも妻とともに家業の場に身を置くこともできるはずです。そしたら家業への参画ぐあいはどうだろうかと、会話をしながら頭の中では当事者本人・家族の家庭生活のイメージを描いては消し、修正しては消すを繰り返していました。

敷地に入ったときから生活の場を観察する

最初に目的にしたかったことは、排泄自立・介助状況、それにかかる介護用品の整備状況と方針を把握し、排泄介助の適切な方法を妻が選択できるようにする、でした。こちらから聞く前に、「夜の排泄介助が大変である」と妻が語りました。昼と夜の排泄自立状況を問うと、「トイレまで階段を降りなければならず、危ないので、夜の排泄は妻が介助している」とのこと。その時、急こう配の階段の画像が頭に出てきました。玄関から、事務室テーブルに案内される途中で、この家の階段を見ていたのです。

排泄介助の大変さを家屋構造を含めて検討する

振り返ると本人宅の前に車を止めたときから、家全体が会社のように見えて、本人・家族の生活環境と生活状況を把握し、経済・労力の負担・家族介護力を判断する、と意図し、想像力

住居による日常生活動作の制約状況についてイメージする

この家屋構造から生じうる本人の生活上の困難を想定する

家屋構造も考えて介護者の介護方法を尊重する

を働かせて生じうる可能性をイメージしていました。出迎えてくれた妻に案内される途中に、妻があるドアを開けて本人を呼ぶので、その中を後ろから覗いていたのです。本人・家族の住居環境、家族の交流状況、本人の住居による日常生活動作の制約状況についてイメージしながら見ていました。そしてドアの向こうの階段はかなり急こう配で、手すりはついていましたが、この家屋構造が家の内外を隔てている可能性があると心に留めていました。

「夜の排泄介助が大変」と言う妻の話と家屋構造から生じるトイレ移動動作の不都合さを結び付けて、さらに想像力を働かせます。本人の生活で生じうる可能性をイメージして、より正確な生活実態と問題を把握できるように、排泄自立・介助状況、それにかかる介護用品の整備状況と方針を聞いていきます。その結果、トイレは現在洋式であることと、近々介護用ベッドを入れて尿器を使うつもりでいることを把握します。そして排泄介助方針で妻の取り組み姿勢を尊重しつつ、適切な排泄介助方法を妻が判断し、選択できるようにと、ADLを維持してほしいので、できるだけトイレを使ってベッド上の排泄は夜だけにするよう妻に伝えます。また改めて本人・家族の生活様式と、家族の交流状況を判断し、家族のつながりが療養生活を支える、それができる援助提供方法を検討する必要があると、この日の後の援助の方向性も明確にできました。

本人・家族の住居様式と家族交流状況を把握しようとするとき保健師は、観て聴いて、推測して、話して確認します。五感を働かせ、相手の生活の場に身を置いて全身で生活を観るのです。観たものを動画のように撮りこみ、画像にして認識に置くのです。そして新しい情報を見聞きした時、認識の中に蓄積しておいた家屋の画像等の情報とつなげるのです。そして例えば急で狭い階段だったけれど、危険はないのか、安全確保できているのか、介護者の負担を減らせる可能性はないかと、存在しうる・起こりうる課題を想定して検討していくのです。

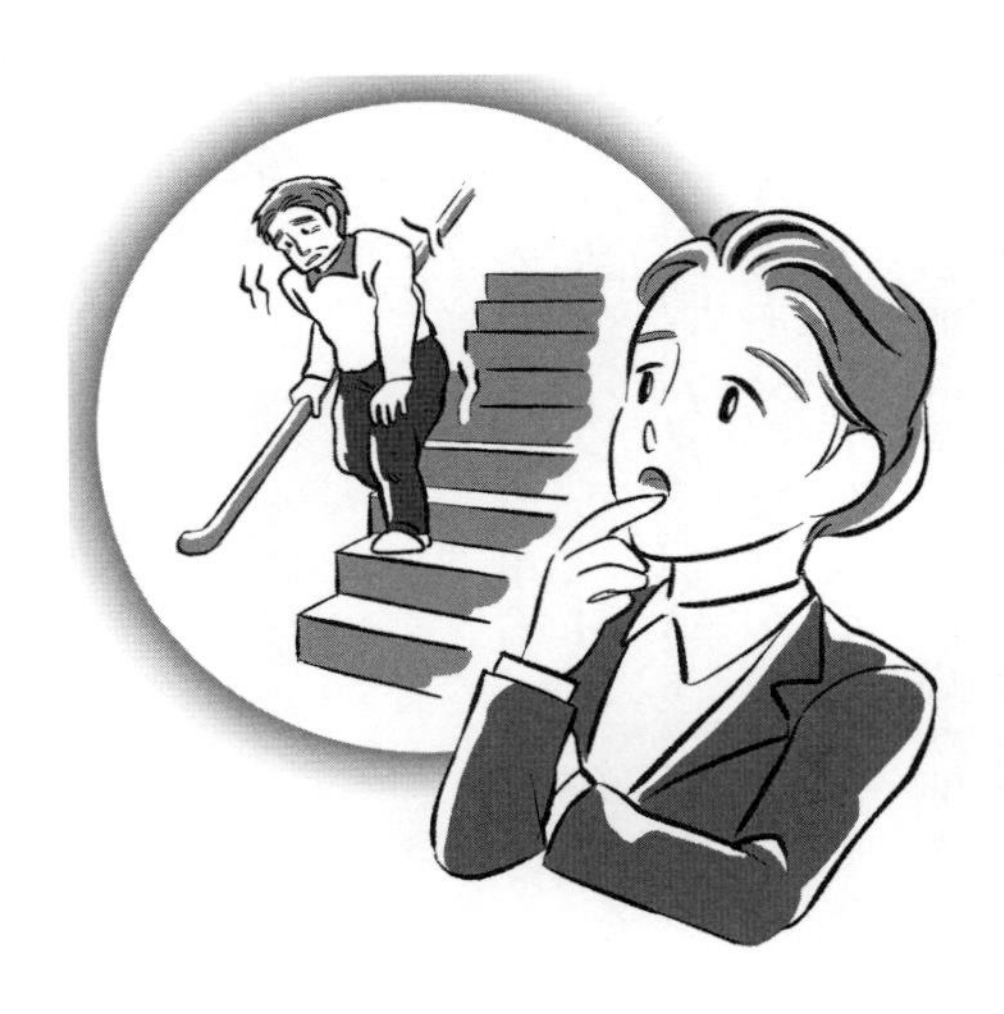

音が消えた…消えたから分かった生活の姿

家庭訪問の事前連絡をすることがあります。「電話」だけで、当事者・家族の生活についてどれだけ把握できていますか。そもそも電話を介して、相手の生活を把握しようとするところから始める必要があります。電話したら「気づき」があったではなく、専門職として把握しようとしなければ次はあり得ません。電話を介して聞こえる音の存在とその意味、変化を聞き取り生活実態が推測できます。推測できるから、確認しようとします。家庭訪問してから確認すべき視点が明確に持てます。これらの情報を集積しながら、保健師は当事者・家族の健康上の援助ニーズを明確にしていきます。

新生児訪問　予約で電話する

新生児（生後10日目、男児）の母から、出生連絡票が届きました。「訪問を希望する」欄に○があり、まず住民票で家族構成を調べます。父方祖母と父母兄との5人家族であることを確認しました。本児は第二子だったから「里帰りされなかったのかも…」と推測しながら、訪問

この地域の産婦の生活の普通と比較して問題の存在可能性を推測する

予約の電話をしました。電話にでた祖母に用件を伝えると、すぐに母を呼ぶ声が聞こえたと同時に、ある音が止まった！　のです。何の音かと考える間もなく、「水道から流れる水と、お茶碗を洗っていた音…だった」と分かりました。音が止まったということは、産後10日目の産婦がお茶碗を洗っていたということになります。その音が止まったということは、産後10日目の産婦がお茶碗を洗っていたということになります。もしもそうだとすると、「産後1か月は水も触らせてはならない」を風習とする、この地域では考えられないことになっています。新生児の母は、里帰りもせずに、家族と食事をし、家事もしている可能性があると推測しました。

訪問　案内されたのは家の座敷

この家庭内で新生児の母に、何が起きているのかと危惧しながら訪問しました。玄関で出迎えてくれたのは祖母でした。昨日、電話に出た方だと分かりました。保健師であること、新生児を診せてもらいに来たことを伝えます。案内されたのは、この家の座敷でした。新生児とその母が退院後生活している部屋、これまで訪問してきた事例では、居間か、母たちの部屋に案内されるのに、この事例は違うと思います。なぜ出産後退院して生活している部屋が、この家の座敷なのだろうと、その意味と理由を気にしながら入室します。

そのとき突然、母を叱責する祖母の声。「またクーラーつけて！　子どもがクーラー病になってしまう」と、エアコンを消します。「やはり…そうだったか」と、母の方に目を向けます。母は祖母の叱責を受けても、表情を変えないでいます。祖母が母にこの様な言い方をすることは、日常的なものであると推測できました。ここは祖母の言動を「叱責」ととらえず、保健師

訪問開始時の場の雰囲気は体重測定することで切り換える

質問調にならないようにつぶやく感じで応えを待つ

としては平静を装う必要があります。

保健師は、その場の空気を切り換えるために、「では早速ですが、お子さんを見せてくださいね。体重も測りましょう」と、自己紹介した時と同じ調子で声をかけます。ほどなく祖母は退室しました。その場に座ることなく、退室してくれたと安堵しつつ、保健師はいつもの手順で、新生児を体重計に載せるまで、身体を観察しながら児の服を脱がしていきます。そのタイミングで母は「子どもの服…・今の時期、何枚着せたら良いですか。このくらいで大丈夫ですか」と聞いてきました。

保健師は第2子なのに最初の質問が衣服なのかと違和感を持ち、「うん…こんなものですよ」と応え、続いて「さっきクーラー病にさせるなって、言われていたね」とつぶやく感じで、先の祖母の発言を復唱します。即座に母は「ちゃんとほら、室温をみながら冷房を使用しているのに…」と、気温計を指さします。

さらに保健師は「日中、いつも祖母と家に一緒にいるの」「里帰りしなかったんだね」と、質問調にならないようにつぶやき応えを待ちます。「私の母が、ちょうど上の子（本児の兄）が生まれるとき亡くなったのです……」「だから上の子が生まれた後は、本当に大変だった。部屋もあっちの居間で、台所にも近かったし、日中いつも祖母といて…・監視されているみたいで…・だからストレスで母乳も出なくなってしまった。今回は座敷に居させてほしいとお願いしたのです」と、第1子が新生児だった時に実母が逝去し、産後も大変だったということをゆっくりと話し始めました。そして「今回は、まだ良い…切迫早産で早くに入院して、上の子にはさみしい思いをさせてしまったけど…」と、早々に里帰りしなかった理由、座敷で新生児

児の発育は順調、本人は骨盤が痛い

産後の安静の確保を伝え反応を観る

という理由の両方を母から聞くことができました。

児の発育も順調で、身体も清潔に保たれ、丁寧に育児されていて新生児は大丈夫です。そうなると昨日電話した時からの保健師の気がかりだったこと、「食後の食器を洗っていた母の産後の復古」の優先度が高くなりました。しかもたった今見聞きした口調の強い祖母と一緒に生活をしているという家族関係の中で、心身ともに負担なく産後の体調に適応し、育児生活が営めているのかどうか把握して、援助として何が必要か判断しなければなりません。できたら祖母との関わりの現状や祖母に対する認識を保健師に抵抗なく話せるようになってもらえるといいのですが、とにかく何か家族関係調整に関する援助の可能性を探る判断材料が得られるようにします。

母の血圧を測定し、悪露の状態を確認します。悪露が少なくなってきたこと、色も薄くなったことを母から聞き、産後の回復状況が順調であると伝えます。その他の自覚症状を聞くと、「とにかく骨盤が痛い」と応えるのです。保健師が新生児訪問で関わった産婦から、これまで聞かれなかった訴えです。「骨盤が痛いって…」と応え、母の反応を観ます。出産病院での助言を聞くと、病院助産師からは原因の説明がなされ、対処方法も教えてもらい、「ちゃんと毎日、体操をしているのに…（痛い）」とのことでした。

保健師は母の目を見ながら、ゆっくりとした口調で「児の発育発達状況は順調だけど、母の骨盤痛が心配だ」と伝えます。産後の身体は順調に回復しているようだけれども、この後も安静が大事で、産後の生活では安静の確保が最優先すべきであること、そのためには家事は祖母の協力を得ること、ほとんど全部やってもらって欲しいと伝えます。保健師の勧めをどのよう

本人の優先度判断を尊重する

決め手を欠いたままの助言、1週間後に再訪問の約束する

に受け止めたか、反応を見ながら伝えたのですが、母は表情も変えずにいます。身体の安静の必要性は、わかっているけれど、無理だと思っていると推測します。推測したという前に保健師は、先の祖母の口調から、無理なこと承知で勧めていたと自覚していました。家事を祖母に頼むことは、母にとっては無理なのです。保健師はそれ以上の何かを言いかけて止めたかのように、つぶやきに切り替えて母の気持ちを代弁します。「祖母に気を使うね」と。

「(祖母は) 一度言い出したら、そのとおりにならないと大変なことになる…。黙って家事をした方が、家の中の空気も悪くならないし、私の心も平和だし…」など、母は祖母に対する認識、母の祖母との関係の取り方と、産後の身体の安静を最優先できない理由を話します。保健師は、母の骨盤痛の回復のためには、家事の従事状況とのバランスが大事であること。でも祖母に気を使うことは、支持出来ないが、仕方がないだろうと伝えます。決めてを欠いたままの助言になってしまい、とりあえずこのまま日を経てみて、そのあと緊急性の有無を確認していくしかないだろうと、1週間後に再訪問することにしました。

ただ祖母は祖母なりに、二人の子どもの育児で担ってくれている役割がありました。まず本児に黄疸があったので、出産病院に検査のために通院しなければなりませんでした。そこは祖母が通院の送迎してくれていました。産後の母に運転させてはならないという気持ちは、祖母にはあったようで、そこは保健師として安心できました。しかし他の事例なら父親が送迎しています。ただこれまでの他の事例の母には「お父さんは…?」と聞くところですが、ここでは父親の育児参加、受診協力状況の把握の緊急性が無いと判断し、話題にしませんでした。先に授乳について聞いたとき、父親との会話内容について聞いていたので、父の育児の担い方も大

丈夫なことを確認してありました。
あと祖母は、兄の保育園の送り迎えも担ってくれていました。本児出産前には、切迫早産のために母が早くから入院していたので、その間祖母が兄の世話をしてくれていたようです。しかし保健師が「(祖母は) 保育園の送迎で協力 (してくれているだね)」と口にした時の母の表情から、祖母が保育園送迎をしてくれていることを母は特に協力してもらっているとは思っていなさそうで、ここにも何かまだわだかまりがありそうだと推測できました。

母の表情からわだかまりがありそうだ

育児・母乳相談会で事後支援する

10日後に2回目の新生児訪問をして、母が廊下を小走りしているところを確認できました。骨盤痛は改善したとのことでした。児は湿疹も出始めましたが、発育発達もよく、黄疸も消失していました。保健師は次の3か月児健診までは、こちらからの確認は必要ないと判断しましたが、月1回保健センターで開催している育児・母乳相談会を紹介し参加を勧めました。「母乳育児は順調だからこのままで大丈夫そうだけれども、毎月体重を確認したりして、中には家にずっといるのも大変だからという理由で、毎月来ている人もいますよ」と誘いました。
その後1年くらい、育児・母乳相談会に毎月参加されていました。断乳時の乳房のケアも受けて、終了されました。

母と児の発育発達のようすから、次の3か月健診で確認する

産後は安静にして、新生児の授乳とおむつ替えだけで、特に最初の2週間はお

布団を片づけず、いつでも横になれるような生活スタイルで、外出も控えていただきたいところです。ただ、それぞれの家族に事情があって、そのとおりにはできない場合も少なくありません。仮に実現できたとしても、産後の母にとっては行動制限の中、家の中にいるしかないと感じている可能性があります。上のお子さんにも、もっと関わってあげたかったのかもしれません。新生児訪問でそのあたりの状況も、それぞれの家族の特徴も含めて把握し、「家にずっといるのも大変だからと、毎月外出できる」場も設定して、長く継続して支援できる体制づくりもして地域での子育てを支援します。

ベビーベッドをどこに置くつもり？　片付いてないけど
―新生児の居住環境・養育空間―

住居内は整理整頓されていた方が良いです。新生児が居る家は特にその必要がありますし、安全で衛生的な居住環境が確保され維持される必要があります。その一方で、自分たちの生活空間をどこまで整理整頓するかどうかは、本人・家族が決めることですし、決めて良いことです。保健師としては、「本人・家族が自分たちの判断で、児にとって安全で衛生的な養育空間を作っていける」ようになってもらえるように働きかけ支援します。

妊娠届からハイリスク妊婦として把握

この事例（産後5日、産婦）では、保健師から見て、決して相応しいとは言えない新生児の養育環境を、本人・家族がどうしたいかという気持ちに寄り沿いながら、少しずつ住居内を整理整頓・環境整備してもらえるように進めました。

新生児の母は、妊娠届（22週以降の届）からハイリスク妊婦として把握されていました。まず母子健康手帳交付時に面接をした、保健部門保健師が見守り支援をしていました。出産後、産婦人科から児童福祉担当課に連絡がありました。支援依頼です。産婦人科看護師は、母は児に声をかけるなどの母親らしさがみられず心配とのことでした。この産婦の家族には、過去に児童福祉担当課として関わっていたことも判明します。記録として家族フォルダーが残っていました。支援経過・家族成育歴について調べると、同居している祖母もシングルマザーで、児童扶養手当受給者だったことも把握しました。

ネグレクトに移行する可能性を危惧し、病棟訪問する

支援の記録からは適切な養育環境になく、ネグレクトに移行する可能性を危惧しました。まずは退院前に産婦人科訪問することにします。本人と面識のある保健部門保健師にも同伴してもらえないかと依頼し、保健部門保健師が既にこのケースと築いている、産婦人科との連携や母との関係を含めて引き継げるようにしました。

産婦人科訪問時には、病棟看護師に案内・紹介してもらい、会って挨拶するところまではできました。しかし会話をするというよりも、保健師の質問に「はい」「まだ」等の一言で答え

拒否を回避することを優先する

赤ちゃん用品チェックリストを一緒に見ながら

を済ましているような受け応えでした。母の無表情で言葉が少ない反応から、保健師の関わりを簡単に拒否されそうだと危惧します。ここは焦らず母との関係づくりに時間をかけて、拒否される事態をできるだけ回避することを優先しました。

退院後の育児生活と準備状況を把握する

とはいえ明日、退院予定です。退院後、自宅で育児をするための準備状況がどうなっているのか、それによっては何をどのくらい援助する必要かあるか判断しなければなりません。まず病院の支払いや赤ちゃん用品は準備できているのか、費用面の状況について問うてみます。でも「大丈夫です」「はい」としか応えません。そうなると母の「大丈夫」「準備できている」という回答はあてにならなくなります。準備すべき赤ちゃん用品チェックリストを使って、保健師主導で確認することにします。チェックリストは母親学級で配布しているガイドブックに載っているので、これを一緒に見ながらチェックしていきました。チェックの付かなかったもの、すなわち準備していない赤ちゃん用品を母が忘れないようにメモするように提案します。「大丈夫だ」と言いながらも書いてくれます。

赤ちゃん用品でまだ用意していないもの、あるのかないのか、どうか分からないものについてどうするのか問うと、また「大丈夫です」と応えます。でももう退院なので祖母に準備をお願いするよう勧め、今から祖母に会いに行けるので、明日の退院前までに祖母にお願いして揃えてもらうように伝えてよいかと母に聞きました。母は同意しました。

さらに退院時は、どうするのかと聞いてみます。祖母の自家用車で帰ることになっているのですが、チャイルドシートがないことが判明します。ファミリーサポートセンターに依頼してチャイルドシートを借用して、車に取り付ける方法があることを提案します。これも母は同意しました。

犬6匹と猫10匹との育児環境

母との会話から、自宅には犬6匹・猫10匹飼っていることも判明しました。退院したばかりの新生児を養育する環境として問題があります。児の居場所をどこにするのか尋ねると、「部屋があるから大丈夫です」と応えます。母には、新生児の育児環境としてどうかという問題意識は無さそうでした。しかし病棟内で話を聞いただけでは、新生児のために用意された部屋が安全と衛生が確保されていないとは言い切れません。家屋内外の実態の把握と、明日までに新生児が養育できるように改善してもらうため家庭を訪問する必要があります。もしも家庭内の状況と改善する意識が無ければ、せめて衛生面で子育てができる環境になるまで、児の一時保護等の検討の必要もありうると想定しておきます。

病棟での母子との面接を終えた後、すぐに家庭に向かいました。養育環境と家族についてのアセスメントを行い、衛生的な問題（必要性を理解して、リスクを少なくしさえすれば回避可能なこと）に予防的に対応できるようにするためです。新生児が養育される環境として、本当に大丈夫かどうか保健師の目で確認する必要があると判断したのです。事前に病棟にいる母か

一時保護等の検討の必要もありうると想定

養育環境と家族のアセスメントを行い、予防的に対応できるようにする

ら祖母に、今から保健師が家庭訪問することの電話連絡を入れてもらい、祖母から了解の回答があったことを確認してから家庭に向かいます。

退院前の家庭を事前訪問する

家は平屋一戸建ての古い貸家で、中の悪臭がひどい状況でした。悪臭はおそらく犬が原因で、居間は布団が敷きっぱなし、洗濯物や洋服、荷物で足の踏み場がない状況でした。心配していましたが、想定していた以上に悪い環境でした。訪問すると家にあげてくれ、居間の中央に保健師たちがいられるよう場所を作ってはありました。家族の来客に対する気遣い、来客への対応は悪くないと思えましたが、新生児を養育する住居環境として問題が大いにあります。何とか対応する必要があると判断します。児の一時保護等の検討の必要性も頭に置きながら、祖母には、新生児を養育する住居環境として衛生面に問題があると伝えます。また不足している赤ちゃん用品のリストを渡し、祖母に用意するように依頼します。

チャイルドシートは保健師が借用してきたものではなく、叔父のときのものを使用する予定だったと聞きます。それを見せてもらうと、かなり汚れていました。仮に洗っても明日の退院までに乾きそうにありません。叔父のチャイルドシートを使うことは、どう考えても無理です。保健師が借用してきたものを設置して欲しいと思うのですが、押し付けになってもいけません。かなり汚れていることを伝え、どちらのチャイルドシートを使うか祖母に決めるように伝えました。祖母がどちらに決めるか心配しましたが、借用してきたチャイルドシートを選んでくれ、

新生児を養育する住居環境として衛生面に問題があると家族に伝える

赤ちゃん用品を家族に準備してもらう

適切な用品を使ってもらうために家族が選択決定できるようにする

育児環境の改善を観察する

児童相談所への措置は緊急性が低いと判断する

児童相談所に替わる養育支援事業、他施設の利用可能性を検討する

発育・発達・育児環境を確認する

何とか車に取り付けてもらえました。

翌日退院前にも家庭訪問しました。チャイルドシートが装着されていること、不足していた赤ちゃん用品が準備されていたこと、犬の数が減っていたことを確認しました。チャイルドシート装着についての昨日やり取りした経緯も含めて、祖母は、前日の保健指導を取り入れた改善行動ができている、具体的な保健指導があれば適切に育児ができそうなのではないかと思いました。まずは児童相談所への措置についての検討は、今直ぐにしなくてもよさそうだと判断しました。そうであれば家庭の状況に即した、具体的な養育支援ができることの優先度が上がりました。養育支援家庭訪問事業の導入から始めてみるとより良いと思いました。しかし犬・悪臭など家庭環境の改善が進まないと、新生児にとって安全な環境とは言えません。もしも住居環境の改善が進まない場合にも備え、乳児院を利用できるようにしておく必要があります。児童相談所に一時保護の可能性があるケースの存在として電話連絡しました。その結果、乳児院を利用できることの確認がとれました。

退院後に家庭訪問する

退院後5日目の家庭訪問で、よく授乳されており体重増加が良好であること、身体や衣類の清潔が保たれていることから、清潔ケアもできており、順調に児の健康的な成長発達がなされそうなことを確認できました。傷あざもないことから、虐待・ネグレクトの可能性もなさそうでした。

整理整頓、環境整備に取り組んでもらう必要性を判断する

伝えられたことに対する行動変容パターンを把握する

しかし犬猫の多頭飼いといった衛生面の問題は、基本的には改善されていませんでした。確かに犬猫の数が減り、悪臭がずいぶん減りました。児が寝ている周りは、おおよそ整理整頓がされたと見てとれました。でも児の頭上に衣装ケースが置かれています。地震等で揺れがあった場合落ちそうです。すぐにでも整理整頓、環境整備に真剣に取り組んでもらわなければなりません。ただ指摘するだけでは、取り組んでくれないだろう思います。育児と住居環境の改善を同時に行うことが難しければ、一時的に乳児院を利用することができると母に伝えてみました。母は、児を一時保護されたくないと思っているようでした。まずはこの家の育児環境に問題があり、その改善に積極的に取り組んでもらいたいという、保健師の意図は伝わったようでもありました。

翌日の家庭訪問では、整理整頓は進んでいました。ゲージに入っていた犬が一匹もいなくなっています。よくここまで整えてくれたと思い、具体的に伝えれば母は行動できる人のようでした。2～3回伝えて、遅れ遅れであっても改善するというペースの人なのかもしれないと振返ります。保健師としてはこの後も、定期的に継続的に実施して欲しいことを一つひとつ伝えていくことにしました。

そして保健師は、児が寝ている周りの安全確保のため、ベビーベッドを入れることを提案します。ベビーベッドは市民から無償で譲り受けることができます。しかしここでベビーベッドを置くための環境整備が進まなかったのです。生後18日に家庭訪問すると、居宅内の状況は玄関が清掃され靴も整理整頓、布団も外に干してありました。前回訪問したときよりも、環境整備されているのは確かでした。しかしベビーベッドが置けるように整理整頓をするという約束

自分達で環境整備をすると約束してもらう

のスペースが確保されていませんでした。このままだと、のんびりペースになっていく恐れがあると危惧します。育児のための環境整備・整理整頓、育児支援員による手伝いを利用することもできると伝えます。もっと環境改善のスピードアップをして欲しいが、自分たちでするのか、支援の手を入れるのか、自分たちで決めてもらいたいと伝えます。祖母から「自分たちでやりたい」との応えが聞けました。それではと、自分たちで環境整備を進めてもらうことを約束してもらいます。さらに母には、児が自分で動き出すようになる前にベビーベッドを置き、事故防止の対策をとってもらうことを伝えます。児の成長発達から、今、整理整頓することが必要な時期なのであると強調しました。

以上、この保健師は、児へのネグレクトを危惧された母と家族の持つ力と、時間かかるけれども整理整頓してくれる力などを信じて、相手のどうしたいかを聞き、待つことをされていました。その過程には、当事者本人・家族の方針を把握し、何度もやり取りを重ねながら、相手の方針を尊重しても良いか検討していました。この保健師の援助の判断を支えたことに、産科病棟を訪問したとき、そこに母子健康手帳が置いてありました。すでに名前が書いてあり、「桜」の字が含まれていました。名前を付けたのですねと声掛け、どのように児を育てたいのか問うと、「自分の手で児を育てたい」と応えられたとのことでした。そのあとの家庭訪問の道中で、自宅近くで桜の花が満開に咲いているのを見たのだそうです。母子健康手帳の児の名前に「桜」の字が入っていたことを思い出し、「桜」の字を入れた意味を、今の季節に咲いている桜の花と連動させているような、意識してくれているようだと感じられたとのことでした。保健師がただそう感じたことに根拠も何もないのですが、その時保健師は母は季節感もあり、児を愛しく思っており、家族として迎える気持ちが込められている、名前をきちんと付けていることからも、母は育児を前向きにとらえていると思えたとのことでした。

保健師も、満開の桜の花に癒され支えられ、相手を信じ・聞き・待つ力を得ながらの家庭訪問援助事例といえます。

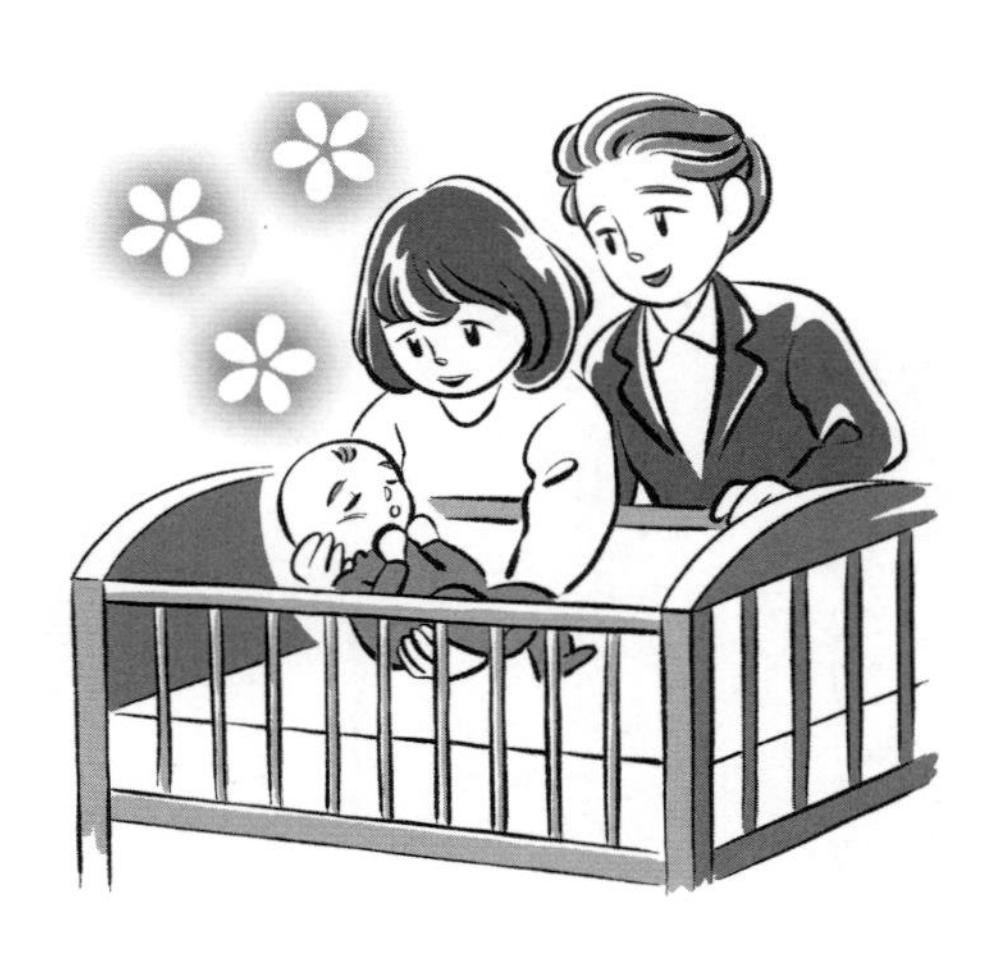

わずかにある家族の関係を切ってはならない…
―施設に入るまで―

当事者本人の療育・療養生活が営めるようにするには、家族との関係性抜きに検討できません。しかし必ずしも家族は良好な関係性にあるとは限らず、長きに渡って形成された関係性に歪みがある事例も少なくありません。そもそも家族内の関係性が良いか悪いかは、どういうことをいうのでしょうか。中には、今わずかにある家族内の人間関係を切らないように支援していく必要があります。その時、家族に信頼関係があると信じて、しかしそれを前提に関わることは避け、親・兄弟・親戚が、当事者本人の支援者になりうるかどうか判断し可能性を探ることです。希薄だった関係性に、突如強い絆が現れることもあり、家族の可能性の引き出し方のスキルを発揮するところです。

リハ目的の障害者施設から退所

Aさん（40歳代男性）は、10歳半ばで脳動脈の手術を受け、障害者枠で市役所に勤務していましたが、その後転倒、脳挫傷から外傷性くも膜下出血⇓高次脳機能障害になり、興奮・暴言、

行政サービス・福祉制度に対する利用姿勢を把握する

家族歴を把握し支援者になりうるかどうか判断する

父と弟との確執もあるが弟からの支援が得られないのか

支援者になりうる可能性を信じて家族と向きあう

視野障害、危険回避能力低下のため、リハビリテーション目的で障害者施設に入所していました。

介護保険担当課保健師が関わった契機は、障害福祉課の事務担当者から「リハビリテーション目的での障害者施設入所は期限が定められていて、来月退所となります。自宅での生活困難なため障害者施設入所希望されているのですが、その場合入所まで長期間待機となるため、介護申請し介護保険サービス利用での施設入所としたい」と相談がありました。

父親は、「どうしようもない。このまま、障害者の施設においてほしい」「本人は自宅に帰り、仕事に復帰したいといっているが、自分も高齢であるし会社もあるので、みることはできない」「障害者支援センター（前任者）はずっと入所できるといっていた」と話します。市役所から制度の決まりごとを言われても必ず例外とかあって、何とか居続けることもできる余地があるではないか、うまく立ち回れば何とかなるのではないかと思っているように見えました。

もともと本人の病気のことで父母の関係が悪く、本人の家庭内での暴力・暴言もあり父との関係も悪化していました。母もくも膜下出血で既に他界しており、今、父以外の家族・親戚で本人の支援者になりうる方がいるのかどうか父に聞くと、「次男（本人の弟）は、婿に出したような状態。あんなやつは頼りにならない」「自身の兄弟は高齢で頼りにならない」と応えます。父と弟との確執も10年前からあったようでしたが、今も関係を戻すことができないでいるのだろうと推し量ります。しかし今の段階で無理と決めずに、本当に弟からの支援が得られないのか、父の言葉をうのみにせず、保健師として再度確認していく必要があると考えます。

一方、父の会社で金銭管理をしている事務員が交替で、ケア会議・カンファレンスの場について来てくれていることに気がつきます。父は「よく聞こえないから事務員も付いてきてもらった」と説明しています。父は、弟の話も事務員にしているし、本人も弟も「自分たちのことを聞かされているのだろう」という目で事務員を見ていると思われます。父は言葉としては厳しいことを言うけれども、二人の息子を心配しているのだろうと推察しました。事務員も、自分たちに頼まれて困ると言いつつも、温かく二人の息子を見ているようでした。この地域の住民は、顔がつながるまでは難しく、よそ者扱いされますが、いったん繋がると親密な関係性になる傾向があります。ただ事務員は雇われているという立場でもあり、断れないのかもしれませんし、父も人に頼むのが上手く、事務員に上手く頼んできたのかもしれません。とはいっても父の会社の事務員は、なにがしかの支援者になり得ると期待できました。

会話の狭間にある互いに家族を思う可能性を見出す

父の会社の事務員は支援者になり得る可能性を引き出す

そのような中、まずは本人の施設退所後の相談をするために家庭訪問しました。会社の事務員は本人が施設を出されるかもしれないと父から聞かされていたのか、保健師に対する姿勢が、構えているような、敵に向かうような印象を受けました。父の立場で施設退所の話を聞いていると、市役所職員の保健師は彼らの敵と思われていても仕方ないと自分に言い聞かせます。

事務員と顔を合わせられるときを関係を形成するチャンスにする

まずは事務員と顔を合わせられるときが、話してもらえる関係を形成するチャンスです。そして事務員と普通に話ができるようになってから、本人・家族のことを少しずつ聞いていくとうまくいきそうです。事務員と顔を合わせられるときに、努めてねぎらいの言葉をかけました。ねぎらいの言葉に併せて、これからのことも一緒に考えていきたいと気持ちを伝えました。自分たち（保健師・支援者）は、ただ本人ができるだけいい環境で暮らせることを目的にしているのだと伝えます。こうして事務員の方が、本人・家族のことを応えてくれるまで、多く時間

「一緒に考えたい」「力になりたい」を伝える

はかかりませんでした。事務員は、本人の障害者年金証書や通帳も預かっていて、貯金額や経済状況も把握されていました。事務員からは「他人なので任されても困る」と聞きます。

弟が支援に関与できる可能性を引き出す

そして本人の弟が支援に関与できそうかどうかについても、この事務員だったら相談できると思いました。弟は父から勘当されている状態になっていて、10年前から居場所が分からない、連絡が取れないとのことでした。父は本人ばかりに目が向き、弟は自分にも目を向けて欲しくて家を出たと、同級生から聞いたことがあるとのことでした。狭い地域ならではで、思わぬところからも情報が把握できました。

一方、父は施設にこのまま居させたいと期待しているが、制度上のしくみからそれは困難なのです。さらに本県の特徴で、障害者自立支援の施設が少なく、入所待機者が多いのです。さらにこの地域は県の中でもサービスが整っていなく、施設入所待機という理由で、介護保険の中のショートステイを長期間利用している方も大勢います。今、入所している障害者自立支援の施設も、再度申し込めば待機の順番には入れるはずです。しかし長い期間待つことになるのです。待機者の少ない施設は、確かにありますが、あまりきれいではありません。本人も父も好まないだろうと思われました。

福祉サービスの充足について、県レベルの特徴から施設利用可能性を検討する

介護保険施設もありますが、特別養護老人ホームも、老人保健施設も周りは高齢者ばかりになります。本人にとっては、なじみにくい環境になると考えられます。本人はまだ若く、高齢

年齢・生活歴・障害のレベルから本人に適しい施設を検討する

自宅か施設か、本人・家族が選択決定できるようにする

自宅以外の生活の場からリハビリテーションに通える

者に囲まれながら生活する状況は避ける必要があります。この地域には本人のニーズに合わせて選択できる自立支援の施設がないのです。施設に入るまでの間に入れる施設には、サービス付き高齢者住宅しかないと判断しました。少なくともサービス付き高齢者住宅の歴史は浅いので施設がきれいです。そこから通所しながらリハビリが受けることもできそうです。そのことは本人にとって利点になります。

しかし自宅に戻ること、自宅での生活ができないかどうかも検討する必要もあります。本人は自宅に戻りたいらしく、父に「携帯とデジカメがほしい」と電話しているとのことでした。自宅に戻るという選択肢も残しつつ、本人・父と話し合いました。その後でケア会議の場で、サービス付き高齢者住宅など、次に住むところ、自宅以外の生活の場を本人と父に提案できるように検討していきます。事前に障害福祉担当保健師とも打ち合わせ、自宅以外で生活できる場がどこにあるのか何度も検討しました。

なんとか本人と父がサービス付き高齢者住宅の見学に行けるところまで持っていけました。ヘルパーなどの支援がどのくらい受けられるのかなど、職員にも質問し、サービス付き高齢者住宅からリハビリテーションにも通えることを知り納得できたようでした。その後サービス付き高齢者住宅の保証人はどなたかと、職員から相談されました。ここで弟が保証人になっていただく時機が来たと思えました。

以前、成年後見人の話を勧めた時など、父と弟の話もしてきました。また事務員からは、弟は全く自宅に来ていないわけではなく、来ても本人のことには触れずに帰っていくと聞いていました。父もサービス付高齢者住宅の見学に行った時から、弟から支援を得る考えもあったと

弟が支援に関与するタイミングを探る

思います。でも踏み切れなかったのだと推察できました。父にとっては良いきっかけになるのではないかと思われます。弟にとっても「10年前自分で身を引いただけ」で、関係が悪いわけではなかったのです。双方とすればきっかけさえあれば戻れるはずです。

サービス付き高齢者住宅の保証人を誰にするか問われたことは良い機会で、弟になってもらうように仕向けていくことでケアマネジャー、サ高住職員が合意します。結果、難なく父と弟から了承の回答が得られて、弟が保証人になり、家族の関係性も戻りそうでした。

施設入所の継続が、制度上のしくみから困難なところから始まった援助事例でした。さらにこの地域は、入所待機者が多く、障害者自立支援の資源が不足し、サービスが整っていない状況にありました。そこに父から勘当されていた弟が保証人になってくれます。父の会社の事務員も「家族でないのにどこまで…」と思いながらも、気持ちを注いで力を貸してくれていました。公的サービス支援がしっかりあると、親・兄弟・親戚が本人から気持ちが離れ、関係が希薄になる場合もありそれは避けなければなりません。資源・サービスが不足している地域事情も強みにかえ、家族の絆を取り戻す要因にした保健師の家庭訪問援助事例です。

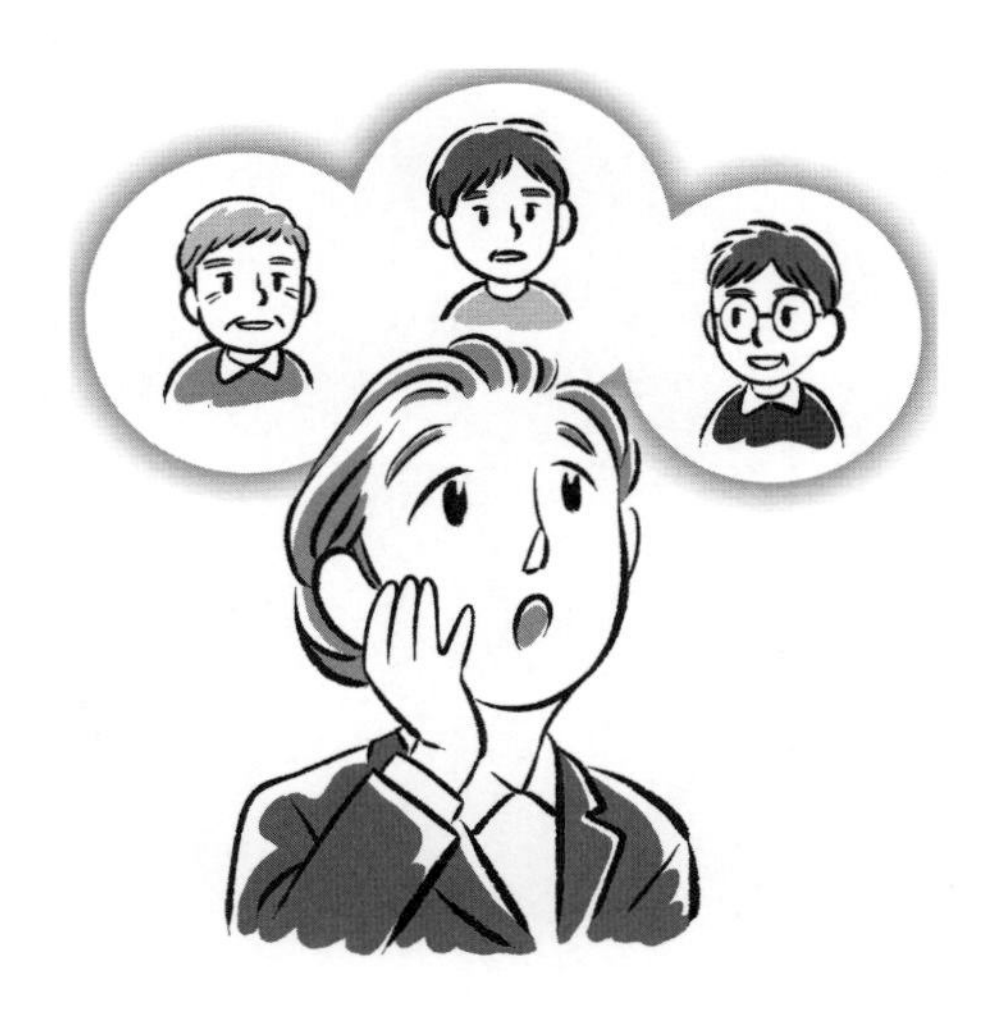

第4章　療養・療育生活上の困難に対応する

「自分で頑張る」って言ったって…
―脊髄小脳変性症の在宅療養者のゆれる思い―

「あまり関わって欲しくない…自分で頑張る」という当事者本人の気持ちは大事に尊重しつつも、難病ではリハビリテーションを受けていたとしても、確実に運動機能・生活機能は低下していきます。保健師は、この疾患のこの後の経過は、疾患の理解とこれまで支援してきた事例から予測がつきます。将来を読めるだけに、機能低下を最小限にする方策、できなくなった生活機能を補助する支援で予防的に提供していきたいと考えるのです。しかし先走って本人家族の疾患理解と受け入れ状態に合わない支援提供ではなりません。生活上の困難の可能性、再発の兆候・病状悪化を視野に入れて、本人のどうしたい・どうありたいに寄り添っていきます。

在宅療養者と関わっていけるようにする

神経難病の脊髄小脳変性症の在宅療養者（50歳代女性）は、前任の保健師から申し送られた事例です。保健所保健師の異動に伴い複数の事例を引継ぎました。引継ぎ事例の中での関わり

「関わって欲し
くない」引き継
ぎ例を最優先す
る

本人に会うタイ
ミングをはかる

ゆれる思いに寄
り添っていく

の方法と優先順位を整理します。この事例は保健師にあまり関わって欲しくないとのことでし
た。また担当ケアマネジャーからも受け入れあまり良くなく、福祉用具(ポータブルトイレの
み利用)いらないといわれている、とのことを聞きます。

ただ疾患名と分類タイプとこれまでの疾患の経過から、近い将来人工呼吸器が必要になるな
ど、死に直結するような疾患ではなさそうです。また急激に進行し症状が変化するということ
もなさそうです。今の状態は落ち着いていて緊急性はなさそうであると判断しました。むしろ
生活を継続していけるようにすること、そのために保健師が継続的に困難への対応に支援でき
るようにすることを優先することにしました。まずは本人にどのタイミングでどう会うか、事
前に援助方針をたてました。

疾患の受容には至っていない前提で関わる

援助方針の基本では、神経難病ですが、まだ疾患の受容には至っていないという前提で関わっ
ていくのが賢明とこれまでの保健師経験から判断します。会って話すごとに保健師としては、
本人・家族の受け止め方を把握し、対象のゆれる思いに寄り添っていくという援助が必要であ
り、その方針で関わっていくことにします。

こうして何とか訪問の了解が得られます。初回訪問では、関係形成と維持することを優先す
ることにします。本人から「これ以上機能の低下しないように、身体を動かさなければならな
い」「頑張ることが私に唯一残された仕事」という言葉を聞きます。強迫観念にも似た強い思

いが本人から伝わってきます。保健師としては、その思いを軽減させる対応をする必要はあるのですが、今は本人の思いに沿うという行動に徹します。そうすることが保健師の訪問を了解してくれ、なんとか形成できた関係を維持していくためにもより優先すべき事項と判断しました。

しかし運動機能・生活機能の低下を最小限にするためにはリハビリテーションが欠かせません。理学療法士等の専門家から機能評価をしてもらいながら、持てる機能にあったリハビリテーションができるようにする必要があります。また転倒も予防できるよう、理学療法士もかかわってもらわなければなりません。しかし他者からの関わりを断っている今の段階では、慎重にすすめないとこの後の支援も受け入れてもらえなくなります。そうなることは避けなければなりません。

「一生懸命頑張る」という気持に沿う

まずは本人の「一生懸命頑張る」という気持ちに沿うことを最優先します。脊髄小脳変性症患者のためのリハビリテーション資料を郵送しました。さらにメールでもリハビリテーションのポイントを記載し、併せて保健師とともに理学療法士が自宅へ訪問して、リハビリテーションに関して説明ができることを本人に伝えます。家庭訪問した時に居間にパソコンが置いてあるのをみていました。これはインターネットで外ともつながりが持てる可能性があり、メールでも連絡が取りあえることを意味します。

互いに連絡が取りあえる方法を検討する
家の中にあるものから、連絡を取りあう方法を見い出す

支援者が家庭に入るときは、十分に配慮する必要がある

生活の支援者の一人目として訪問看護師に家庭に入ってもらえるようにしていく

そのあと「下肢の挙上が困難に感じるようになった、病状進行に不安がある」と返信メールが来ます。ただ理学療法士との同行訪問はもうしばらく待ってほしいと書いてありました。病状進行に不安があるにも関わらず、理学療法士との同行訪問を待てとはどういうことなのでしょうか。本人にとっては負担なのだろうと推測します。本人にとって役立つ何かをしたいという思いから紹介してみましたが、支援者が家庭に入る種類の社会資源を紹介するときは、急ぐとうまくいきません。十分に配慮する必要があると改めて心に留めます。すぐに理学療法士との同行訪問はしないこと、体調をねぎらうことをメールにて返信しました。

介護保険サービス利用は今は、福祉用具だけですが、将来的には他の介護保険サービスも入れていく必要があります。こちらもどのように進めようかと考えていました。そしたら「仲の良い知り合いの看護師に訪問看護を勧められたため、受けようと思う」との内容のメールが届きます。自分の家に支援者を入れたくないと聞いていたのですが、知り合いの看護師の勧めであればサービス利用を前向きに考えられたのか…と少し可能性が見えてきて安堵もします。

しかし本人は、介護サービスはまだ受けたくない、家事はできる限り自分でしたい、「お父さんなしには自分は生きていけない」と話します。介護サービスはまだ…、これが本人の望む生活の境界なのだろうと推測します。主婦としての役割を遂行したいという本人の思いを大切にしたいと思い、最優先することにします。訪問看護は医療保険適用で導入し、生活の支援者の一人目として訪問看護師に家庭に入ってもらえるようにしていくこと、それができたことは一歩前進したことになりました。

症状は徐々に確実に進行

次に保健師が捉えたことは、徐々に痩せてきたことでした。食欲低下で体重減少が進行しているとみました。可能な限り体重減少を最小限にする必要があります。高カロリー栄養補助食品の導入に向けての検討を開始し、保健所内栄養士に相談し、栄養補助食品のサンプルのリストアップをします。

痩せが徐々に進行し本人に問題意識が形成されるまでは待てない

その後の家庭訪問した時も食欲は低下したままでした。体重値を聞いて痩せの状況・進み方を把握します。食欲低下による体重減少は、さらに進行しているようでした。本人には前から話題にしていたにも関わらず、この状況を改善しようという行動変容に至っていなかったのです。本人に問題意識が形成されるまで待てません。積極的に働きかけることにしました。さしあたり栄養補助食品のサンプルでリストアップしたものを本人に紹介していきます。さらに後で、栄養補助食品の資料を送ることを約束します。少量で効率的に栄養を吸収でき、なおかつおいしい栄養補助食品があれば、本人にとってもより良いはずです。夕食に響かない程度の量で栄養補助食品をすすめていきます。

栄養補助食品をすすめる

また全身倦怠感が増強するようになりました。階段から落下し口腔内裂傷し3針縫合したことをメールで連絡が入りました。床からの立ち上がり困難感が増強し、腰痛、夜間の臥床時仙骨部が痛むとも書いてあります。病状は徐々に確実に進行しています。次に危惧することは転倒の危険性が増大していることです。本人の身体的苦痛を取り除くことを優先しつつ、室内で

身体的苦痛を取り除くことを優先する

転倒の危険性が増大しモーラステープの処方を訪問看護に依頼する

室内で安全に移動できることを目標にする

新しい話題・提案は示しすぎに留意する

手すりの必要性を本人に伝えるに留める

安全に移動できることを目標に、手すりの取り付けを検討していくことにします。

モーラステープの処方を訪問看護に依頼することと、姿勢の工夫をアドバイスします。介護保険サービス対象の立ち上がり補助いすと特殊マットがあることと、これらを積極的に導入していくよう提案すると、本人からも了解が得られました。デモ用の機器もあるので空き次第、試用してみましょうと勧めます。

さらに手すりや平行棒の導入についても提案してみます。こちらは本人、あまり気がすすまない反応でした。もともと社会資源の利用に積極的でない本人に、今日は立ち上がり補助いすと特殊マットを導入したので、手すりや平行棒の導入についての話題はここで止めることにします。

立ち上がり補助いすのデモ用の機器に試乗してみて、「これなら良さそう…安全に立ち上がれる」と応えています。立ち上がり補助いす・特殊マットに対する本人の受け入れは良好でした。立ち上がり補助いす・特殊マットトを1週間、お試し期間で使ってみることを勧めます。さっそく次の日、立ち上がり補助いす・特殊マットの使い勝手が良好であると本人からメール連絡が届きました。1週間のお試し期間を過ぎても、なおこれらの福祉用具を使ってくれるだろうと期待します。

同様に手すりや平行棒の導入もそろそろ時期が来ています。再び移動のための手すりの取り付けについて勧めると、「手すりを付けると、頼ってしまい、今できることができなくなり不安」と応えます。今まだ本人が納得する時期を待つ必要があるようでした。手すりの必要性を本人に伝えるに留めることにしました。しかし今、本人にとって優先すべき課題は、安全な移動動作ができ、転倒を防止することなのですが、このままで良いのか、不十分であるような気がしてなりませんでした。

夕方になると、足が棒のように突っ張り痛くて家事が困難であるというメールが届きます。痙性状のつっぱりは小脳変性症の病状から出現する症状で、薬による軽減は期待できません。暖めると多少楽になるかもしれないと助言するしかありませんでした。また屋内での転倒状況について本人に確認すると、室内での転倒の回数が増加してきたことが分かりました。やはり転倒による大きなケガがおきないうちに、手すり等の設置が必要だと強く思います。

室内での転倒回数を事実として把握する

しかし本人は、ここまで症状が進んでいるにも関わらず、「手すりや補助具を頼ると、残っている機能が低下するようで嫌である」「できることなら、このまま頑張りたい」と応えるのです。手すり等の設置に対する本人の思いは変えられませんでした。しかしここで設置を決め、これ以上は引き伸ばせないという限界の時期にきていることは確かです。本人の思いをじっくり聞き、受け止めていることをしっかり表現し、本人が思いを表現できるように相づちしながら丁寧に聞いていきます。そうした後で、手すりの設置は、機能低下につながらないこと、かえって安全な移動を確保することで行動範囲が広がり、機能の向上につながることを本人に伝えます。

本人に思いを表現してもらってから保健師の結論を伝える

「一度、理学療法士の訪問を受けてみる」

本人からのメールで、「一度、理学療法士の訪問を受けてみる」と届きます。前回訪問後2

訪問時に伝えた提案受け入れの連絡が届く

理学療法士と同行訪問し安全な移動動作について助言する

日常生活動作を行い手すりの取り付け位置を確認

日目の昨日は栄養補助食品の承諾で、今回は理学療法士の訪問の承諾とメール連絡がきました。訪問時に伝えた提案が、確実に本人に伝わっており、1つひとつ日ごとに受け入れの連絡が届きます。しかしここは結論を急がせずに、本人・家族が確実に最も適切な方法を選択決定してもらうことが肝要です。結論は急がないでよく、夫とも充分話し合うようにと返信メールします。

ここまで転倒予防対策の必要性を理解しつつも、さらなる機能低下を恐れ、手すり設置を躊躇する本人の思いを受けとめながら、手すりの設置を進める方針できていました。この後は本人に、手すりを取り付けることは、自分でできることが広がるというプラス思考へと発展できるよう支援していく方針に決めます。

そして理学療法士と同行訪問し、理学療法士からも本人に、屋内での安全な移動を助けるための手すりを取り付け、家庭で出来るリハビリ動作、安全な移動動作について助言してもらいます。ここでもまた「少しでも自分に残された力を有効に使いたいこと、できることができなくなる手すりはいらない」と本人応えるのです。本人には手すりに頼って生活することで、機能が低下するのではないかという不安が、これまでと同様に存在し続けているようです。ただ手すりを取り付けることへの抵抗は、少し軽減したかのようにもみえました。

理学療法士の指示のもと、本人とともに朝起きて夜寝るまでの日常生活動作を実際行いながら、手すりの取り付け位置を確認してみます。住宅改修業者も入り、本人・家族が手すり取り付け位置を確定していくとき、本人は見積り額を気にします。夫は「必要な手すりはお金を気にせず、今の機会につければいい」と本人に話します。さらに夫は「手すりの完成が楽しみ!」

と、前向きな発言がありました。これは本人を支えることになり、転倒予防対策に前向きに取り組んでもらえそうと期待します。

しかしとうとう本人転倒し、肋骨骨折しました。訪問看護師から連絡が入りました。テーピングして自宅療養していますが、呼吸のときの胸郭の動きで痛みがあって、本人は大変辛い様子だったとのことでした。転倒した場所は自宅洗面所と聞いて、確か自宅洗面所にも手すりを付けたはずだったと、すぐに訪問して転倒した場所、自宅洗面所周りの状況について確認します。洗面所にも手すりを取り付けてあったのですが、背面部分にはないことを発見します。理学療法士からも勧められたのですが、本人「両手を伸ばせば大丈夫」と取り付けてなかったのです。本人にとって、転倒は即、外傷に繋がる危険性が高く絶対起きてはならないことです。理学療法士の勧めよりも、本人の意見を尊重したことを後悔します。転倒の危険性が危惧される場所に、手すりを追加することを検討し、早期に取り付ける必要があります。理学療法士から勧められていたところで、自宅洗面所の他、玄関にも付けておいた方がよいです。

ようやく本人・家族からも、自宅洗面所と、玄関に追加の手すりを取り付けて欲しいと連絡があり、手すりの追加工事は近日中に業者に入ってもらうことをケアマネジャーから連絡してもらうことにしました。

このようなことを勧めていくのに、時間をかけていました。転倒による肋骨骨折がなければ、もっと良かったのですが、そのことも1つの契機にして生活の維持向上、安全を整えていくのです。

このように自分で頑張る気持ちを尊重することと、安全を整えていくこととのバランスで、時間をかけて進めてきました。安全を整えていくためには、本人は専門家の意見を取り入れ、他者の支援を受け入れていく必要があります。それはすなわち自身の疾患を理解し、一生懸命頑張っても避けられない病状の悪化と、生活を維持することの困難に向き合うことになります。保健師は、そのプロセスを辿れるよう時間をかけていました。転倒による肋骨骨折も、自身の運動機能低下を認識する契機になってしまいましたが、難病を抱えての生活支援は、本人・家族のわずかな可能性を見出しながら継続していきます。

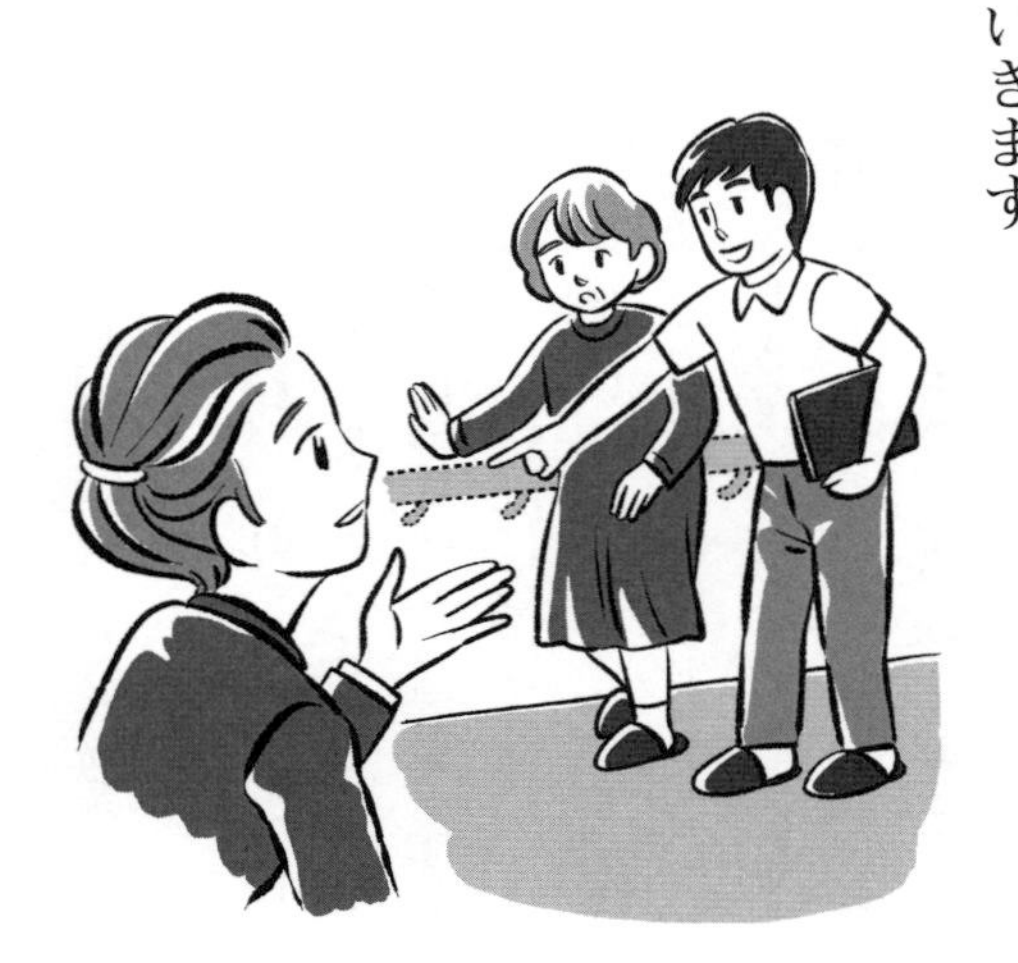

「こどもを殺してしまいそうです」
──虐待を想定してあらゆる関係機関への連携──

育児者の困難感と最悪の事態とは、虐待を想定する場合です。虐待していると自覚し助けを求める養育者にとっての最悪の事態とは、子の命を守れなくなったときのことです。虐待通報を受けた保健師は、「電話で伝えられたことは偉い」とねぎらい、自己効力感を保つ受け応えをします。通報してきた母親には、どんなことでもきちんと聞きますと言う姿勢で、まずは会いに行きます。

通報の内容が真実かどうか確認する

母（20代後半）から「こども（第3子4か月乳児）を殺してしまいそうです」「育てられません」と、児童相談所に電話相談がありました。児童相談所としては殺しそうという訴えは、まず虐待通報として捉えます。虐待通報である可能性が〝真〟ということになれば、その児は要保護児童になり社会的養護児童となります。ここはまず母親からの通報の内容が、事実なのかどうかの真実性を明確にする必要があります。ただ、どんな人でも人が誰かに相談するのは、とても大変なことです。まずはよく電話をかけてきてくれたとねぎらいの言葉を伝えることが大事です。母親は確かに追い詰められているけれど、何とかしなければならないという考えがあったのかもしれません。電話で伝えられたことは偉いとねぎらい、自己効力感を保てるような受け応えをするところです。

まずは会いに行く

通報者が言う「虐待」と保健師がイメージする「虐待」に差があることを知る

保健師としては、殺しそうという訴えの場合、必ず直ぐに訪問するというのが原則という認識があります。とにかく緊急に訪問し母親に会う必要があります。これまでの経験から、虐待と言われても実際どうかは分からないものです。必ずしも保健師がイメージする虐待のことを言っていない場合も少なくありません。だからと言ってここで終わらせたら危険です。次の生活、次の援助につなげる何かを必ずつかむ必要があるのです。少なくとも母親の今の困難があるはずです。それに対応する必要があります。通報してきた母親には、どんなことでもきちんと聞きますという姿勢で、まずは会いに行きます。

最悪の事態を想定して所属組織の準備体制を組んでおく

虐待通報であることが確定する前でしたが、最悪の事態を想定して所属組織の準備体制を組んでおく必要があります。殺してしまいそうと言っていることと、一時保護の可能性があるかもしれないと上司に伝えて訪問に出ます。たとえそこまでの緊急性はなかったとしても、まずは訪問して会っておいた方が何かあったときの対応が早く、相手との顔つなぎにもなり支援できることが多いのです。

母親が育児に疲れていることを想定して、母子保健・育児支援サービスの提供を早急に検討する必要はあるようです。また虐待予防対策の実施主体は市です。市の保健師と同伴し、情報を確実に共有する方がよいです。しかしこちら側の原則だけで市の保健師を巻き込んではなりません。まず母親本人に了解をとることが必須です。

相談くださったことを市の保健師に伝えてよいかどうか、市の保健師も一緒に訪問するけれども、了解してもらえるかどうか、もしも良ければこれからすぐに市に連絡して市の保健師と一緒に訪問する、と伝えます。母親は市の保健師と同行訪問することを承諾してくれました。もっとも駄目と言われても、虐待通報であれば断られたことの情報も含めて、優先度高く配慮すべき事例として連絡することになります。また虐待対応は複数対応になっているので、児童相談所から二人で行くのです。母親が素直に承諾してくれたことから、こちらの話も聞くことができているし、支援を受け入れる可能性があると判断できました。

市の保健師と同行訪問することの了解を得る

虐待通報での家庭訪問は一人で行かない

これまでも市の保健師と同行訪問する場合、訪問前に庁内で住民票からの家族構成、健診データ、予防接種の状況も全部調べて資料として持ってきてくれるのです。同行訪問することの大きなメリットです。たとえば泣き声通報があったとき、住所とアパートの名前だけの情報で、住民票見てどこの家なのか当りを付けてくださるのです。このように住民情報データを見てもらって、当りつけて「すみません」と言いながら訪問していくのが、保健師の家庭訪問活動としてパターン化している感じがします。さらに平成17年から虐待対応が市町村の業務となり、要保護児対策協議会も市町村にあります。今後の長い支援展開につなぐことを考えると、市の保健師と連携する意味が大きいのです。

同行訪問することのメリット

市の保健師の強みを活かす

市役所のロゴが書いてある車で行くことは避ける

母親が話した状況に虚偽がないか訪問前に確認

母親の状況をいろいろ想定して対応できるようにする

市の保健師に連絡

市の保健師にはすぐに連絡がつきました。事例からの電話の内容と、これからすぐ同伴で訪問して欲しいこと、そのことを事例が了解していることを伝えます。

次に、訪問に行くための車をどうするか相談します。市の保健師と二人で訪問するとして、駐車場が確保できないかもしれません。そのことも考慮すると、2台の車で訪問するのは好ましくありません。市役所のロゴが書いてある車で行くと、近所に知られても不都合です。児童相談所の車は何もマークはないので、こちらから車を出して市の保健師と同行することとします。地理的なこと、自宅の状況や駐車場の状況がまったく見当がつかず不明なので、市の保健師に案内もしてもらいたかったのです。訪問先に着いてからも、車を止めるところをどこにするか検討する必要もあるかもしれません。いろいろ想定して、対応できるようにします。

母親が話した家族構成や状況についても、虚偽がないか訪問前に確認する必要があります。これまでの市の母子健康手帳交付時や乳幼児健診等で、気がかりがなかったかどうかも確認する必要があるので、家族構成とこれまでの関わり状況や気になっていることなども調べて来てほしいと市の保健師に依頼します。さらに市の保健師には、一時保護となった場合は児童相談所の対応になりますが、保育所入所と判断された場合、市の保育園で受け入れられるのかどうか可能性を調べておいて欲しいと伝えます。

家庭訪問で虐待の可能性があるとなると、児童相談所で緊急に一時保護するか保育所入所で

虐待の「可能性あり」となったときの対応方法について想定する

も大丈夫か、どちらかの判断になります。一時保護までの必要がないとした場合、市としての支援策を検討することになります。この場合、緊急性が高く親から離したほうがいいということになれば、保育所入所の第一優先対象になります。親には児童相談所に一時保護ですと伝えるよりも、保育所に通園させて下さいと話せるようになったことは、虐待防止で意義があり、効果的な選択肢が増えて対応しやすくなってきていると考えます。

市の保健師と情報を確認します。家族構成は母親の話と一致し、訴えは事実に基づいていたといえます。産後1か月で聴取されたエジンバラ産後うつ質問票による産後うつについては特に問題がないことも確認できました。この市では産後1か月のときに産後うつ質問紙を回収することになっています。これまでの健診情報も整理・共有して、今まで問題なかったことも確認します。単に3人目の子育てで疲れている可能性もあります。母親の身近で育児を手伝ってくれる、あるいは相談できる人が居るのかどうか、育児状況を確認する必要があります。

市役所の保健師に急なお願いをしたことにお詫びし、承知くださったことにお礼を伝えます。市の保健師が一緒なので心強いです。そうとなればあとは訪問するだけです。訪問先までの道案内をお願いして車で向かいます。

児が眠る和室に案内される

虐待通報で行くときには、家の周りを見るのも大事です。庭やベランダの感じ、犬を飼っているかとか、家の周りのどこまでその人が世話しているか把握するのです。子育てしているの

家の様子と汚れ具合から疲れて気が回らない状況の可能性

神経質に家を片付けるタイプではなさそう

1日の時間帯ごとの生活状況を把握する

児の身体と表情・反応を観察する

に、庭、玄関、きれいなお花、居間におもちゃが全くないなど、きちんとしている家は却って心配になります。

この事例の家は、古い一軒家の借家で庭の手入れはされていませんでした。玄関土間には、乳母車、三輪車、靴が散乱し、床にはほこりが溜まっていました。家の様子や汚れ具合から、疲れて気が回らない状況にある可能性が見受けられました。少なくとも神経質に家を片付けるタイプではなさそうです。疲れているのか性格なのか分かりませんが、片付いていないといっても、許容範囲で問題にするほどではないといえばなさそうな感じでした。むしろ疲れていて、特に家のことが十分にできてない様子で、母は茫然（ぼーっ）とした感じに受け止められました。

母は、訪問した保健師二人をすぐ家に入れてくれ、児が眠る和室に案内してくれました。母親は玄関での対応で終わらず、保健師を家にあげてくれ、居間で話ができています。受け応えもしっかりしていて、質問にも素直に応えてくれています。しかし表情は乏しい。産後うつの可能性も視野に入れた方がよさそうだと判断しました。

育児状況について、こちらの質問に応える形で話してくれます。しかし児童相談所に電話したときのような、泣き叫ぶ様子は全くみられませんでした。「子どもを殺しそう」に関連しそうな発言もありませんでした。おそらく育児疲れだったのだろうと推測します。３人の育児は大変そうだね、困ったことは何かないかなと話を聞いていきます。普段の24時間と１週間の流れ、育児の支援状況、食について、買い物や調理、既往歴について、一つひとつ確認します。

子どもさんちょっと見せてもらうから、決まりになっているから、と言って児を見せてもらいました。児は丸々育っていて、皮膚が悪いとかの様子もありませんでした。月齢相当の成長

重い言葉は使用しないで事実確認・情報収集する

通報するだけの困難なことは何か

で傷など全くなく、児の成長に問題は認められませんでした。心配したほどではなかったと安堵します。本児の成長が身体的にも精神的にも順調だよと褒めます。

一時保護するほどの緊急性はないと判断します。殺してしまいそうというのは、言葉通りの意味では無かったようでした。しかし通報時の殺してしまいそうという言葉はかなり重い表現です。ただ口にしただけだったで終わりにするのは関わった者の責任もあり難しく、時期尚早です。少なくとも殺してしまいそうだというのは、どの程度だったのか確認の必要があります。

重い言葉なので、安易に直接質問できるものではありません。事例の状況に併せて情報収集し、丁寧に一段階一段階客観的な事実を寄せて確認していきます。まずは児を保育所に預けて少し離れる時間があった方がいいのではないかと提案してみます。「預かってもらう必要ない」「そこまではいい（不要）」との回答です。母親はこれまでの育児のことを保健師に話すことで、自分を客観的にみられるようになり、「そこまで大変では無い」という整理ができてきたようでもあります。

虐待の可能性はないと判断しましたが、通報するだけの困難なことは何か、それを明らかにしないと、母親にとっての問題解決とはいえません。何に一番困っているのかを明確にし、そこを支援する必要があります。「皮膚炎になっているところがずっと気になっているが、子どもがいるので受診できない」と話します。母親が一番言いたかったことは、皮膚科に行きたいだったということでしょうか。もしかしたらそうだったのかもしれません。

父親も育児の主体として、母親の育児不安に対応すべき存在です。しかし父親と母親の関係性ではいろいろな可能性があり配慮すべきです。安易にこちらから父親に役割の一端を求める

父親に電話してもいいかと何回かやりとり

話は、これまでもしないようにしてきました。母親から「父は育児に協力的である」と話してくれたので、このタイミングで父親の会社の名前を聞きとります。間をおいて、父親に電話してもいいかと母と何回かやりとりをします。子育てがきついということは父親に伝えたほうが良いと勧めます。

母は父親への電話をなかなか承諾しませんでした。でも電話しないで欲しいとは言いませんでした。もしかしたら母親は父親に、育児不安で虐待通報してしまったことを伝えて欲しかったのかもしれません。こちらから父親に言おうかと言って、同行していた市の保健師に電話で伝えてもらうことにしました。児童相談所からの電話より、市役所からの電話の方が父にとっても受け入れられるのではないかという判断です。

話せる場

虐待を危惧する必要性ないが支援は必要なケースである

話を多く聞いてもらったことが良かったのか、母親が落ち着いてきました。この母親には、育児のこと、不安なことについて話せる場が必要と考えます。市の保健師から育児サークルについてと、ファミリーサポートについて説明してもらいました。

家庭訪問を終えて、市役所の福祉の担当者にこれまでの経過及び訪問時の状況について説明しました。虐待を危惧する必要ないのは確かなのですが、支援が必要なケースであると互いに確認し担当者と共有します。児童相談所としても、緊急に対応する必要はなさそうですが、市の保健師と福祉に、身近なところでの支援を継続してもらい、身近な市の関係者が見守ること

この日のうちにもう一度、市の育児支援福祉担当者と訪問

が有効だと伝えました。保育所入所も視野に入れて検討する可能性があり、市の母子福祉担当者や育児支援福祉担当者も交えて話し合います。

話合いで支援の見通しができました。この日のうちにもう一度、市の育児支援福祉担当者と訪問に行くことにします。母親と、育児支援福祉担当者との顔つなぎになれば、この後も何かあった時にも、うまく進むはずです。母親に育児支援福祉担当者を紹介し、何かあったときは児童相談所でも相談を受けるし、保育所でも一時保護ができることを説明しました。母の表情から話が伝わったようだと判断できました。

翌日、市の保健師に電話し、状況を確認しました。この日も朝から、市の保健師と育児支援福祉担当者とで訪問したとのことでした。特に変わりはなく受け入れはよかったとのことでした。その後、育児サークルに何回か参加されて、母親は落ち着きを取り戻してきているようでした。その後も特に変化なく経過しているのことでした。

最悪の事態を想定して所属組織の上司に「一時保護の可能性があるかもしれない」と伝えておき、保育所入所の可能性も含めて、母子保健・育児支援サービスの提供を見越して、市の保健師や育児支援福祉担当者とも同行訪問しました。電話で訴えがあってから、育児サークルへの参加で落ち着きを取り戻すまで、あらゆる可能性を想定して、それらすべてに対応できるように多職種連携による支援体制を組みながら、即座に本人に会いに家庭訪問しました。そのことで早期解決できたと考えられました。

受診はひとりで行けるように…——受診行動の実現と住まいの継続——

医療保護入院から退院されるとのことで保健師に連絡が入ります。転入者で、転入前から生活保護を受けていたこと以外、市内には本人に関する情報が全くありません。この方の支援に関われそうな多職種で集まり、何をどこから支援していくか、誰が何を支援するか、本人とともに検討していきます。保健師は、医療保護入院を繰り返す可能性を最小限にするために、退院後の次の医療機関にしっかりつなぐことを援助目標に関わります。

医療保護入院から退院する独居高齢者

薬物性後遺症で、医療保護入院から退院する事例です。兄弟は存命ですが疎遠の「独居高齢者（60代後半男性）」ということで、障害福祉担当課から地域包括支援センター保健師に連絡がありました。年齢は65歳を過ぎていましたが、介護保険は未申請でした。身体は全く元気で、日常生活は自立されているとのことです。医療保護入院となったのは、薬物後遺症による精神症状のためでした。見ず知らずの近隣の家に「鞄をもらってこいと言われた」と突然訪ねたため通報され、再度同じ家に行きドアを殴打したため再通報され入院となりました。医療機関からは、妄想が消失していないが、服薬されていれば在宅生活はできるでしょう、と判断され退院の許可がでました。退院後は訪問看護を利用する予定で、指示書も出ていました。

退院当日、自宅での担当者会議

本人と支援関係者が自宅に集まり関係性を形成する

医療保護入院から自宅に退院すると連絡あったのは、夏の暑い日でした。その時間に合わせて、公立精神病院職員2名、障害福祉課担当者と訪問しました。本人と支援関係者が自宅に集まることになっていました。これをこの後の支援に向けた関係性を形成する機会にします。本当は保健師、退院前カンファレンスにも呼ばれていましたが、日程が合わず今回本人に初めて会うことになってしまいました。退院前カンファレンスには、市の障害福祉課と生活保護課の担当者に出席してもらい、その時の話は訪問前に二人の担当者から聞いてきました。訪問すると、精神障害に特化した訪問看護ステーションの管理者も同席されていて、顔合わせができました。管理者からは、本日午後から訪問看護が入る予定であることも教えてもらいました。

支援関係者と顔合わせする

3日後、訪問看護師から障害福祉課担当者を介して連絡が入ります。この日の午後訪問した時、呂律が回っていなかった。緊急受診の必要性はないが、薬物によるものか、アルコールによるものか判断がつかなかった。状況を確認しておきたいので同行訪問をお願いしたいと依頼されました。まず保健師は医療保護入院後の退院であり、次の医療機関につなぐことをしっかりやらないと、また入退院を繰り返す可能性があると危惧しました。市の立場で自分たちも本

医療保護入院をくり返さない

次の医療機関にしっかりつなぐ

今後起こり得る困難を想定する

障害福祉課担当者と訪問する

表玄関で応答なければ裏側に回ってみる

本人にとっての一番の困りごとを把握する

困りごとの状態を本人がどう受けとめているか把握する

人の状態を確認しておき、今後起こり得る困難状況にも対処していけるようにする必要があります。障害福祉課担当者と翌日に訪問することを約束しました。

翌日、障害福祉課担当者と訪問しチャイムを鳴らすのですが応答がなかったため、ベランダ側に回ってみます。本人は洗濯中でした。本人「退院当日にもらった保護費が、ガス代などを払ったらなくなった。おかずが買えない」と話します。食材については生活保護担当者に相談するように伝えます。本人、今日か明日、涼しい時間帯に自転車で相談に行くと言うので、それならば生活保護担当者には障害福祉課担当者から連絡しておくと応えます。

生活費の使い方を把握し、本人にとっての一番の困りごとに支援することも大事でしたが、本人の呂律がまわらない状態について、何らかの判断ができるように情況を把握する必要があります。しかしこの日は、退院当日に会った時と話し方に変化は見られず、呂律がまわらない状態について本人に確認する流れは作れませんでした。また薬物臭の確認もできなかったのは屋外で話したためだったかもしれません。どうするかと考えていると、右下腿に絆創膏を貼っている擦過傷をみつけました。本人からは自転車で走行中車をよけようとして転倒したと聞けました。そこで、飲酒していないか問うことができました。「もともと飲まない」との本人の返答でしたが、呂律がまわらない・ふらつきの状態がアルコールか薬物によるものかどうかが重要です。アルコールの影響は有るのかもしれませんが、ここは本人の回答を否定することなく、後に話を進めていきました。

他職種からの連絡の内容とタイミングを評価する

再受診の予約を生活保護担当課担当者と障害福祉課担当者、訪問看護ステーションに連絡し、課題を共有する

本人が独りで病院まで行けるようにする

公費でタクシー券を出してもらう

服薬・受診を中断させない

退院2週間後、生活保護課担当者より「2日前が受診日だったが、受診していなかった」と電話連絡があります。訪問看護ステーションからは服薬もできていないと連絡があり、県保健所にも連絡くださったとのことでした。県保健所保健師が今、再受診の日程を調整してくれているところで、受診日が決まり次第保健所から連絡が入る予定とのことでした。とにかく服薬・受診を中断させないようにする必要があります。

県保健所保健師から、隣市の総合病院だけれども、明日10時で調整がとれた、担当医の枠にかなり無理をして予約を入れてもらったと連絡がきました。そして今回を逃すと次の予約がかなり空いてしまうので、確実に受診できるよう調整して欲しいと依頼されました。

まずは再受診の予約が取れたことを生活保護課担当者と障害福祉課担当者、訪問看護ステーションに連絡し、今回を逃すと次の予約がかなり空いてしまうことを伝えました。しかし隣市の総合病院は、本人にとって初めて行く病院です。本人が病院まで行くことは、最初のうちは多分無理です。初回はタクシーで行ってもらう方がよさそうです。生活保護課担当者にタクシー券出してもらえないかとお願いしてみます。生活保護課担当者は上司と協議してくれ、「初回だけだよ」と移送費で対応できるようにしてもらいました。すると訪問看護ステーション管理者から、「タクシーの手配ができれば乗車支援は可能」と返事がきました。これで何とか本人に受診してもらえるようになりました。

ここまで見通しをたてた上で、本人に受診してもらえるように説明しました。この日の午後、生活保護課担当者と本人宅へ訪問して、明日の受診時間と交通手段について説明し了解を得ます。ところがこの日、本人の心配は別にありました。医療保護入院していた県立精神病院から医療費請求の催促状が来たとのことでした。病院に確認したところ、医療保険適応外の検査費用の請求であるとのことでした。生活保護課担当者は、本人に医療保険適応外の場合自己負担になると説明しますが、本人は納得できない様子です。でも自分で電話して、支払いを分割にしてもらったと応えます。病院からの説明で、入院時は必要な検査だったことを聞きようやく納得できたようでした。

翌日、受診同行するため、隣市総合病院受付に行き待機します。本人既に到着していて、時間より早めに来てくれたこと、自宅からのタクシー乗車時に訪問看護師が来てくれたことを確認しました。診察時、医師からは確実に服薬を行うことの指示があり、次回1か月後に予約をいれてくださいました。病院の玄関・受付から、診察、支払い、薬の受け取りという、医療機関に着いてからの導線で同行し、本人のできること・できないことを確認していきます。病院の各場所を確認して、支払いはここ、薬局はここねと、お薬もらうまで付き添って、自分でやってもらいます。自立のタイミングについて検討できるように、本人の能力を確認するのです。

受診には、一人で行ってもらわなければなりません。バスを使っての受診行動の実現可能性の検討になります。1日3本しかないバスが使えるように、自分で乗れるようになってもらわなければなりません。次はバスで行こうねと、時刻表を調べます。時刻表を見せてこの時間にバスに乗って、バス停、ここだからねと念押しします。さらにバスの通院受診に3回同行して、

本人への説明は支援の見通しをたててから行う

受診同行、医療機関に着いてからの導線を確認する

本人ができることとできないことを確認する

バスを使っての受診行動の実現可能性を検討する

これで大丈夫そうだと確信しました。

受診できるように支援して、次の行動につなぐ

初めて一人で受診に行くと約束していた日、障害福祉課担当者と確認のため訪問します。すると本人が家に居ます。受診で不在のはずなのに。バスに乗ったが、隣市総合病院にはいかないといわれ帰ってきたと言います。受診で不在のはずなのに。バスの時間を間違えてしまっていたことが確認できました。さて、今日の受診をこれからどうするか検討します。訪問看護管理者から受診できていない場合は薬だけ取りにいけることを聞いていました。しかし本人はバスの時間を間違えただけで、受診の意思がありました。受診を拒否していたのではありません。ここは受診できるように支援する方が、次の行動につながるはずです。とにかく定期の受診ができるようになっていただく必要があります。すぐに障害課長に電話で許可を得て、隣市総合病院まで市役所の車で送り届けました。その後、帰りのバスと薬局での薬の受け取り方を再確認します。本人は「これで良くわかった。次は自分でこられます」と言ってくれました。

公用車を使う

ただこの時本人と一緒にいて、「服薬は必要ないのでは?」と何度も口にしていました。担当医からも服薬継続を告げられ、次回1か月後に予約をします。（お薬を）飲んでいるから調子がよい、続けて飲みましょうと再度服薬の必要性について伝えます。

本人自ら近医受診したことを契機に

関係者を招集する

そろそろ担当者会議を開催し、各機関が把握している情報を共有し、共通の認識で関われるようにする必要があると判断しました。翌月、担当者会議実施のため関係者を招集しました。

担当者会議実施
各機関より、把握している情報を共有する

本人には関係職種よりも遅い時間に来てもらうことで連絡しておき、本人参加前に各機関より、把握している情報を共有していきます。病状は落ち着いてきているが、本人まるで病識がなく、退院後の定期通院はスムーズに行けていない、ダルクはいやだと言うなどの情報を共有しました。本人からは、よく寝れており、食事はまとめて買い、おでんやカレーなどを適当に作っているとのことでした。

本人が近医受診したことを契機にする

しかし2週間後、障害福祉課担当者と訪問すると、近所の精神科クリニックに、C型肝炎の薬をもらいに行ったと聞きます。市役所から受給券をもらったとのことです。そして隣市総合病院と同じ薬だったから、精神科クリニックから出た薬を飲んでいるといいます。

近くのかかりつけの精神科クリニックに繋ぐ

バス通院が大丈夫と判断した後も、障害福祉課担当者がバス停まで行くのを確認して、保健師が医療機関に別に行くなど、いろいろ工夫・苦労してきたことを思い起こします。このようになんとか受診はできるところまで支援したのですが、やはりアパートからバスを使って受診するには大変なことのようでした。隣市総合病院は少し遠く、近くのかかりつけの精神科クリニックに繋ぐ方が良いのかもしれないと考えなおします。近くの医院で定期の通院ができるようにすることも検討しました。明後日、隣市総合病院受診日となっているので、そこで医師に相談してみましょうと促します。

総合病院からクリニックに紹介状を書いてもらう

このあと本人宅を出て、精神科クリニック副医院長に面談願います。本人の状況を伝えたところ、精神障害専門の訪問看護ステーション用に指示書を書くと言ってくださいました。明後日の隣市総合病院受診日には、市保健師も同行できるとよいでしょうと助言されました。それならばそのとき、隣市総合病院からこの精神科クリニックに紹介状書いてもらって医療としてつながるようにしようと考えます。

この日の受診は確実に行ってもらわなければなりません。念のためにと受診予定日に、障害福祉課担当者と本人宅を訪問すると、本人は自宅にいるのです。「バスに乗り遅れた」と言います。別ルートにはなってしまうのですが、バスで受診するよう促します。それから隣市総合病院の受付で会います。

まずは隣市総合病院の医師に、後日精神科クリニックへの紹介状を書いてくれると回答もらえました。しかし、この日のうちに紹介状を書いてもらえませんでした。医師からは何回かは来てねと言われ、後日書いてくれるとのことでした。何回か来てもう、ちゃんと来られるねと言って、紹介という形にしました。紹介という形にしたかったのは、受けたほうの精神科クリニックが診切れないと思ったときに、両者を行き来できる可能性も残しておく方がより良いと判断したからです。でも今は落ち着いて過ごしているので、隣市総合病院に戻ることは無いだろうと予測しています。いずれにしても医師交替後も安定的に治療が継続できる体制を整えておく必要があります。

通院しやすい医院に変更して後発薬の処方

再び受診と服薬支援のために関係者間で集まる

ここで再び受診と服薬支援で、支援関係者間で情報共有し、共通の認識・目的で関われるようにするために担当者会議を行いました。まずは市役所内の三課（障害福祉、生活保護、地域包括支援センター）で話し合い、その上で訪問看護ステーション、保健所を含めた担当者会議をしました。そのあと、本人がより通院しやすい医院に変更できるように、障害福祉課担当者と課長補佐とで精神科クリニックにいってもらいました。そして隣市総合病院からの紹介状を渡したことを確認します。

その後ほどなく訪問看護ステーション管理者から連絡があり同行訪問しました。本人が玄関から出てきましたが、歩行にふらつきがあり、呂律も普段より回らなくなっていました。精神科クリニックから薬がでて、隣市総合病院の薬と切り替えになり、薬の相性が良くなかった可能性があると判断しました。以前、服薬については、本人から精神科クリニックの薬を飲んで「眠くなる」との発言も聞いていました。さらに体重が70キロから83キロになってしまったとも聞いていました。

精神科クリニックに内服薬について連絡して、薬を隣市総合病院のものに変更してよいか確認をとることにしました。医師は隣市総合病院から出ているものと全く成分的には同じ後発薬を処方しているため、薬効は同じだがせん妄様の症状が出ることもある。服薬回数を減らして様子をみて欲しいと言います。それでも状況が変わらないようであれば後発薬でないものを処方すること、次回受診が1か月後だがその前に受診してかまわないと言ってもらえました。近医から内服薬の影響の可能性を把握し、この後起こり得る症状等に対して、服薬継続など適切な対応ができるように、訪問看護ステーション看護師に伝えました。

翌日、訪問看護ステーション看護師より連絡がありました。今朝一番の時間に本人より電話あり、「昨晩は幾分調子が良かった」と。何があったのか状況を確認すると、「子どもの声と玄関のチャイムを鳴らす音が聞こえる」と話していたとのことでした。おそらくそのために玄関

精神科クリニックに内服薬について連絡する

後発薬への変更による症状の影響を最小限にする

から出ようとし、落ち着かなかったのではないかと推測します。

とりあえずこのまま様子をみていくことにしましたが、現在起床時間が11時近いため、朝と昼の服薬時間間隔が非常に短い状態にあり、薬理作用上問題になる可能性があったと推測します。本人の生活時間に合わせた、より適切な服薬方法について検討する必要があります。

生活保護担当者と服薬方法を確認する

今後もより安定した生活を送るために、再び生活保護課担当者と訪問して、服薬についての事実確認をします。13時40分頃訪問したのですが午睡?中で、何度かドアをノックしてようやく応答がありました。内服薬が、ほとんど減っていないことを確認しました。現在水曜日と金曜日の夕方に訪問看護が入り、水曜日にセッティングをしているはずだったのですが、どうしたのかと本人に聞きます。内服を促すと「朝・昼食分を取り飲んでいる」「不眠、幻聴も無く調子は良い」と応えます。この内服状況については、保健師が観たことと、本人の回答を訪問看護師に報告しました。

服薬管理　住まいの確認で多職種連携

服薬管理目的で訪問看護ステーションに入ってもらう

医療保護入院退院後から、訪問看護師との協働で、連絡を受けたら服薬確認をして、確実に服薬が継続できるように、訪問看護ステーションには、週2回入ってもらっていました。お薬セッティングしないと、変なふうに飲むので服薬管理目的で入ってもらいます。本人、飲んでいなくても「飲んだよ」と言うときもあるので、訪問看護から、様子がおかしいときには連絡が入ることになっていました。情報提供があった場合、生活保護課担当者と一緒に状況確認に

約束しないで訪問する

住まいの継続で支援する

保証人なくても入居できるアパートを探してもらう

住まい確保で支援できることを本人に伝え安心してもらう

訪問するという流れです。薬袋の確認まではしなくて残薬のみの確認です。飲んでいないと、「分かった、今飲む」ってその場で飲んでくれます。多分、最初の介入がうまくいったためか、すごく信頼してくれているみたいで拒否されることは、これまでもありませんでした。

保健師一人で訪問するときも、大概約束しないでいきなり訪問しています。ごめんねという感じで訪問して、それでも受け入れてもらえている。そのような信頼関係が保健師と本人に形成されてきたことを実感しています。何かもめたときも、私のほうで介入すれば、本人納得するという関係ができています。今もたまに、生活保護課担当者から相談が入ります。「本人、怒らせてしまったのですけど、どうしましょうか」と。市の各福祉課と本人とがトラブルになったときの仲介役となって迅速に困難事例に支援できるようになっていました。

さらに住まいの継続が困難になりそうな事態にも対応しました。生活保護課担当者から、アパートの更新で今までの保証人に受けてもらえなくなり、大家から保証人がいないのであれば転居してもらいたいと言われていると電話がありました。ちょうどその日、訪問看護師から内服ができていない日が多いと、地域包括支援センター保健師に支援の依頼があったところでした。本人なりに住まい探そうとして、混乱し生活が乱れてしまった可能性を考えます。

生活保護課担当者からは、アパートの大家には更新料の振込の話をしているので、今すぐ転居とはならないはずであると聞きます。そして生活保護課としては、このアパートに入って下さいとは言えないが、アパートを何か所か案内することは可能で、保証人がなくても入居できる施設も併わせて検討してみると聞きます。保健師としては、一応本人に探してもらうという形は取りつつ、もし見つからなかったら情報提供はできるということを一言伝えておけば、本

服薬中断の理由と本人の文脈で捉える

生活保護課職員に配慮の教育をする

人は安心するだろうと推測します。本人に電話連絡し、アパート探しで協力できること、服薬を忘れないことを伝えます。「そうか、安心したよ」と言って落ち着いた様子でした。

本人は、このようにちょっとしたことでつまずくのです。身内からは疎遠にされ、保証人になってくれる人がいない、すぐ出ていかなければいけないと思ったのでしょう。それでアパートを探してもみつからず、焦って出歩いて、薬を飲み忘れ、ちょうど訪問看護師がその様子を見て連絡くれたという経緯が推測できました。このように服薬が出来なかったことと、住まいの心配について、本人の文脈で捉えることによって対処方法が検討できます。

生活保護課のワーカーの中には、この人の状態を把握し、どういう声掛けをすれば、つまずかずに行けるかという配慮ができない者もいます。それで生活保護課に行き、本人が焦っていること、本人に探すのは無理だと言うことを伝える必要があります。医療職として、当事者の不安、サポートが必要な時の見極め、推奨される声掛けについて、共通認識しながら進めていけるようにするのです。このように進めると、ワーカーも自分たちが配慮することによって、お互いに嫌な思いをせずに関わりが続けられる、そのような職員間の成功体験を重ねていけます。こうして困難事例にも関わって入れるようになるだろうということを期待して、本人との間を仲介してきました。

受診と服薬支援を支援関係者間で共有し、共通の認識・目的で関われるようにするために担当者会議を行いながら多職種連携で関わります。受診では、自分でバスに乗って病院に行けるように始めは付き添い、独りで行くはずのときは自宅への確認に行きます。受診がうまくいかなかったときは、市役所の公用車で送れるように上司の許可を得ます。服薬支援も訪問看護師との協働で、連絡を受けたら確認に出向き、確実に服薬が継続できるようにしていました。様子がおかしいときには訪問看護師から連絡が入る流れにしていました。さらに市役所の福祉担当者が、本事例のような困難事例にもこの後も関われるようになることを期待して、本人との間を仲介していきました。

「療育に何の意味があるのか分からない」

この事例は発達障害の診断を受けた時の母親の気持ちを受け止め、療育を続けられるようにする働きかけです。子どもには療育機関の職員ばかりでなく、保育園・学校の教員など多くの人が関係します。その中で母には「こうしたい」と伝えられるようにする必要があります。

これまで関わった発達障害の援助事例を保健師の経験から取り出す

発達障害の子どもは「母親の気がかり」「乳幼児健診で保健師が気になる児」という発見から、精密検査・経過観察を兼ねて療育機関に通います。養育者は「治療している」と認識しています。そして2~3年経過して、発達障害の診断名が伝えられます。発達障害児の養育者数人にインタビューした中には、「診断名を聞いて、長い間の不安から解放されホッとした。これで他者にもこの子の説明ができる」という方がいらっしゃいましたが、この事例の母親は「(小学校低学年の) 今になって何? なぜ?」と不信に思われました。

母親は本児の弟の乳幼児健診で、保健師の言葉かけに投げやりな態度でした。それは「これまで関わってきた医師、保健師への不満」だった可能性があると、保健師は理解できるようになります。母親は幼少のときから人とのコミュニケーションは苦手で、祖母からは「(児が普通に出来ることができないのは）母親の対応が悪い」などと責められ、父親は子どもたちとは遊ぶけれど「この児の個性だから」で話が終わるようです。保健師はそんな母親との関係を作り、母親の考え・思いに理解を示し支え小学校の担任にも児のことを理解してもらうための働きかけをしていきます。

関わるきっかけは弟の事後健診を勧めたとき

後の対応や事後フォローを提案したときの反応を知る

3年間療育機関の訓練に通って小学校低学年で発達障害の診断を受けた本児の家族は、両親（二人とも30歳代半ば）、父方祖父母と二人の弟（5歳と1歳6か月）の7人です。保健師が本児と家族に関わるきっかけは、弟の1歳6か月児健診のときです。この児に発語がなく指差しもしない、名前を呼んでも振り向かないことを確認して、母から話を聞きました。家でも訳もわからず動き回っていることがあり、要求を自分から出してこない、上の兄弟と比べて「何か違う」と感じて強い不安をもっています。しかしこの後の対応や事後健診を勧めたときに、「療育に何の意味があるのか分からない」と、本児のことや療育機関での訓練について話します。そしてたいへん疲れた様子で「（弟について）どうせやっても…」などと言葉少なく投げやりな表現をして健診会場を後にしました。

地区担当保健師の責任と裁量で健診事後フォローする

その日の健診事後のカンファレンスでは、事後フォロー方法についてスタッフ間での検討なく終わります。そのことは支援の必要性の判断も含めて地区担当者の裁量に任せられることを意味します。自分の担当地区の児なので、健診事後フォローは自分の責任になり、地区担当保

地区担当保健師としてこれまでの関わりを把握する

健師として、このケースを何とかしなければいけないとの思いです。まずは弟と家族への、これまでの関わりについて調べます。すると今回の弟よりも本児の記録が多くあり、電話相談を始め多くの関わりの記録を見つけます。多くの保健師の関わりがあった本児の存在に驚き、この兄弟3人すべての母子管理システム・台帳から、これまでの健診等の関わり経過について情報整理します。そして本児が事後健診にずっと来ていたこと、療育機関通園センターでの訓練が開始された後も、何度も電話相談してきていた事例であることを確認します。

これまでの関わり経過から、母の表情・態度の意味を推し測る

弟の1歳6か月児健診のときの母のなげやりな表情と態度があったこと、母の疲労感、療育に対する不信感があると捉えたことと、援助の必要な状況にあったことがつながり、全容が捉えられたかのように理解できました。改めて健診の場で、母とうまく話し合いができなかったことを思い返し、それはつまり相手は納得できないまま帰ったという可能性があり、勧めた事後健診は承諾したというよりも断らなかっただけだったかもしれないと推測しました。

保健師が捉えた母の葛藤をリストにする

保健師は援助の方向性とより適切な方法について検討するために、本児・家族とのこれまでの関わりの経緯を振り返り、母親の中で生じている様々な葛藤をリストにします。①本児の事後健診にずっと来ていたが、今母親は療育に不信感をもっている。②療育機関通園センターでの訓練が開始された後も何度も電話相談してきて、電話相談等の時点での関わりがあったにも関わらず今は不信感を持っている。③電話相談に対応した保健師は電話のみの助言で、母親の反応から療育に繋ぐことができたと考え、その後のフォローはしなかった。④弟の事後健診を承諾されたのも申し送りどおり嫌とは言えずに承諾した可能性が高い。

電話相談で母親から訓練の必要性への疑問、就学の不安を伝えられていたにも関わらず、そ

その場の助言で済ませ、フォローがなされていなかった対応を反省する

の場の助言で済ませ、フォローがなされていなかったことを疑問に思いつつも同じ所属機関保健師として対応できずにいた責任を感じます。改めて母から丁寧に話しを聞き、状況を把握する必要があります。地区担当保健師としては、生活の場を含めて見てきて、療育支援する必要があります。

初回訪問

まずは接点をもつために、家庭訪問を計画します。弟の事後健診を承諾したときの気持ちも確認し、これまでの育児、対応についての気持ちを受け止めることから始め、必要な療育支援を提供していく方向で進めます。1歳6か月児健診のときのことで保健師が訪問したいのだと、相手が理解できるように伝えて訪問の約束をしました。一度ゆっくり会いたいとも伝えました。

家族の気持ちに踏み込んでまで受け止められていない可能性

多くの受診者が流れるという健診の場では、必要があるにも関わらず母親の気持ちを十分に受け止められないことは、容易に起こりうる状況にあります。また過去の経験で、担当を引き継いだケースに家庭訪問したときに、前任者の保健師は適切に対応したと記録しているにも関わらず、相手から不十分であったことを知らされたこともありました。相手から伝えられたことに対応するのみでなく、もっと裏に隠れた部分をアセスメントすれば防ぐことができたと思われるケースも何件かありました。この事例も、過去に経験した他事例と同様、本児・家族の気持ちに踏み込んでまで受け止められていない可能性が考えられました。過去と同様の失敗を

繰り返すことは、出来る限り避けたいです。このケースもまずはちゃんと話を聞きに行く必要があるのです。

保健師の中にある普通の事例との比較で本事例の課題を見い出す

　これまでに関わってきた他事例の多くは問題意識をもったり、不安・不満をもっていたら、健診の場で言ってくださる。そのことに対応していくことが援助することなのだと保健師は認識していたのでしょう。しかし本児の母親の場合は言いたいことも言わず、表情も硬く、言葉少なく、カルテに多くの課題の記載のある方でした。母親自身にエネルギーが無い可能性があると推測できます。これは保健師から積極的にフォローしていく必要があり、家庭に出向いてまで、時間をかけて関わらなければならない事例だと判断します。母親の保健師に対する評価を修復し、関係形成のもと療育支援の基盤をつくることを優先する必要があると判断しました。

気持ちを受け止め必要な支援を提供

　家庭訪問の事前に、これまで関わった他事例への援助も振り返りながら、まずは母親に対して「これまでの育児、対応についての気持ちを受け止めることから始め、育児をしていく上で必要な支援を提供していく」という方針で関わることにしました。「健診のときに、これまでいろいろたいへんな思いをしてこられたと、お聞きしたのですけれど…」と話を切り出し、「どんな思いでこられたのですか」「これまでたいへんな思いをされてこられたのですね」と問いかけながら、これまでの育児、対応についての気持ち・思いについて、じっくり話しを聞くところから始めました。母はときどき涙をみせて、「わたしのせいでしょうか？」という言葉を何回も繰り返します。「ああ、本当にたいへんだったのですね」「がんばられましたね」と伝え、

アドバイスするより思いを受けとめたという共感が伝わるように努める

アドバイスをするということよりも、思いを受け止めたという共感が伝わるように努めます。「母親が自責することでは無い」ことだけは、保健師の判断としてははっきり伝えました。

母の味方だと信頼してもらう

これまで3人の子どもたちの乳幼児健診、電話相談での保健師の対応が不十分であり、配慮も足りなかったので、自分もそのときの保健師と同じ対応をする「保健師」と思われても、それは仕方が無いことです。しかし、今後に向けて家庭訪問に来ている保健師を母親の味方だと信頼してもらえるようにする必要があります。母親の話しをじっくり聞き、復唱して、同意する言葉を伝えました。もっと詳しく聞きたいところを復唱し、話しを引き出すための同意の言葉と、話された内容を繰り返し、次に話されるのを待ちました。

対人対応様式を把握し、この後のコミュニケーションの取り方の方策をたてる

母親が自分の気持ちを表現できるように努める一方、母親の対人対応様式を把握します。このことは保健師とのコミュニケーションの取り方の方策に役立つばかりでなく、母親が子どもたちや家族と良い関わりを持っていくための方策にも利用できます。すなわち母親の対応様式は、考えてから間をおいて語り、言葉を自分でうまく綴れないタイプとみました。自分から語るというよりも、保健師の問いかけに対して、しばらく考えてから、ゆっくりと自分の思いを語るタイプのようです。保健師は状況把握に必要な問いかけをし、多方面からの切り口で話をした結果、2時間後に母親は自分のペースで思いを語ることができるようになりました。

母の話

「発達障害の診断名を聞かされたとき、訓練を受けていたにもかかわらず就学前の今になっ

て言われても…就学時健診では異常なしであり、療育機関は診断だけで小学校へのケース連絡も何も無かった」。

母親は、訓練に対する不信感、就学後の不安、診断そのものと診断後の対応に納得のいかない思いを抱いていることを言葉少なに語ります。

療育機関と学校とのつなぎも母の中では上手くいっていません。母親に療育支援のつなぎの方向性、療育機関への通いを継続することについて話をすることは、保健師側である程度道筋を作ってから、次回訪問以降に母親に話しをすることが良いと判断し、今日のところはこの話は触れないことにしました。

母のコミュニケーションパターンをリストに洗い出す

さらに母は「言葉を自分でうまく綴れないタイプ」であるとも保健師は捉えています。今ここで語られた気持ちは、思ったことを伝えるだけで、その場で疑問に感じたことを聞くことをしない、できなかったと推測できました。診断を伝えたスタッフ側も、関わり経過も長かったこともあり、母親にはスムーズに伝わったと思ってしまった可能性が大きいでしょう。もしも母親が思いを伝えていたとしたならば、発達障害のこともスタッフから説明できるだろうし、関わりによっては障害ではなく才能になるという、本児の可能性も説明され、不信・不安も軽減できたはずだったとも考えられました。したがって、アスペルガーという発達障害がどういう障害で、どういう関わりが必要になるのか、説明が全くなかった可能性があります。多くの母親は、発達障害の診断に対する受け容れられない思いや今後の不安について、直ぐに聞き返します。本児の母親は療育機関と関係がうまくいっていないこともあり、聞けなかったのかもしれません。今後、母親が療育を継続できるためには、障害のことと関わりかたを正しく認識

母の思いを保健師の側から引き出す

できるようにすることは必須要件です。母親の思いは、保健師の側から引き出さなければいけないでしょう。

母親の家族のなかでの困難

祖母から「(児が普通に出来ることができないのは)母の対応が悪い」と責められ、母は本児に口うるさく言いたくないと思っていても、祖母に言われるまま必要以上に児らに対して怒ってしまうと語りました。祖母からの母を責める発言や本児をむやみに叱らなければならない自身に、母親は強いストレスを感じています。母親の育児方針は、祖母の前でまずは通らないのでしょうし、夫と祖父は祖母には関わらない動きをすることもあって、母親のストレスはうっ積しているようでした。ストレスの原因となる祖母の言葉を一つひとつ受け止めるのではなく、受け流すようにと伝えて「難しいとは思うけれど…」と言葉を添えなければなりません。

「小学校はどう?」と聞くと、小学校から出される宿題を本人はできないが、やらなければいけないという思いが強く、夜、泣きながらしていると応えました。小学校から出される宿題を泣きながらしていることは本人もつらいが、それを見ている私もイライラすると、母親は話します。本児は母親に向かって「僕なんて死んだほうがいい」などの発言をすることもあると、母親は涙ぐんで話します。母親は自分がイライラすることから、本児との関係性の悪化を感じているようです。しかし状況を話すばかりで、どうして行きたいかという話がないことに保健師は気づきます。母親はこれからどうしていきたいか?については、考えられないでいると推測できました。しかしこれらのことを把握するのは初回訪問のこの日ではなく、様子を見てこちらからの働きかけができるような関係になってからで、この日は関係を繋いでいくことを優先しました。まずは小学校の宿題ができない本児に対して、保健師が肯定し共感していることを伝わるようにします。「できないならできないで、止めればいいのに、真面目に頑張ってやろうとするお子さんなのですね」「本人も辛いだろうね…でもお母さんもイライラするよね…」と伝えるに止めます。

関係を繋いでいくことを優先

このことから小学校の担任は本児の障害のことを知っているのか？　聞かされていないのだろうか？　宿題の量を配慮する必要性を理解してくれているのだろうか？　と疑問が保健師の頭に浮かびました。担任の本児への理解と母親の思いに差があり、母親が苦しむ状況になっているのは確かです。担任に母親が直接伝えることはまず無理そうです。母親と小学校の先生を交えて担当者会議を開いて、そこで本児の状況と母親の思いを伝えるようにしていくとよさそうです。地元通園施設にはケア会議を召集する機能が持たされているので、まず地元通園施設に母親が相談に行ってもらえるようにすると上手く進められそうです。しかし今日は初回訪問であり母親との関係ができてから、タイミングをみて伝えていくこととし、こちらも母親との信頼関係形成を優先しました。この日は伝える時期ではないと判断して敢えて伝えず、さらに日時は定めず後日また訪問することを伝えました。保健師ももう少し本児と母親の療育状況における課題を整理し、より適切な働きかけの方法を検討してから、こちらの支援の提案をしたいと考えていました。

小学校担任の認識を押し測る

資源の紹介はタイミングをみて行う

療育状況の課題を整理し働きかけの方法を検討する

初回の訪問を終えて

① 母親は、不安を持ちながらも、その都度保健師に相談して、助言どおり療育機関に通っていた

② 直近の健診でも、母親は疑問を持ちながらも事後健診等の承諾をした

③ 療育機関に通い続けることはできたが、嫌とは言えない分、自分の思いを語ったことも受け止められることもなく現在に至っている可能性がある

④ どこか療育の専門機関に繋ぐというよりも、まず母親の思いを聞いていくことが大切で、そのことを優先していく必要がある

母親との会話を振り返ると、「これまでどういう思いでやってこられましたか?」の問いには、詳細な状況説明をされます。しかし何が一番大変ですか、何が一番しなければならないことですかという問いに対しては話が出てきません。あれも心配、これも心配だけれども、私はこうしたいという話が出てこない人であるようでした。何が問題かの優先順位をつけることが苦手であり、語ってもらうことを通して、自分の気持ちを言語化する必要のある人だと判断されました。

また、自責の念に苛まれており自己肯定感が低下している可能性も考えられました。「自分の子育てが間違っていたために、こんなことになったのではないか」「私はどうしなければな

らないのだろうか」という発言をくりかえされていました。あれもこれも心配できちんとやろうとするのだが、それをしようとすると大変になってくる状況であるようでした。保健師はこれまでの母親の頑張りを認め、現在の本児の状況が母親の責任ではないことをくりかえし伝え、思いは受け止めているということも伝えます。本当は、これからどうしていきたいのか？についてて母親とともに明確にし共有するところまで話し合いたかったのですが、母親はまだ、どうしていきたいかまで、考えられないでいると推測します。

母親はどうしていきたいかまで、考えられないでいる

母親のこれまでの発言から、もしかしたら本児が発達障害であるということの認識が母親には無かったか、あるいは発達障害の理解がないまま療育機関に通っていた可能性があったかもしれません。まして発達障害の「適切な対応をすることによって、生きにくさはあっても、日常生活はなんとかやっていけるようになる」という側面は知らされていない可能性もあります。発達障害の診断名だけが告げられ、記憶に残って、絶望的な思いを抱いているのかもしれません。母親に発達障害の正しい知識、適切な対応方法について理解し習得してもらえるように療育支援していく必要があると考えられました。

軽度発達障害は診断つくのが難しく、就学間際の診断も決して遅くはないということも知らされていない可能性があります。そこから療育機関に対する不信感を抱いているのであれば、適切な療育支援として、関係機関・職種へのつなぎをしていく必要があります。療育機関センターへの否定的な感情も、どの程度か語ってもらってから母親の療育機関との関係を修復する必要があります。関わりのタイミングによっては、否定的な感情を言語化してもらおうとして、療育機関をさらに否定するような結果を招くことは避ける必要があります。いつかタイミング

関わりのタイミングで、訓練が無駄ではないことを伝える

をみて「療養機関での訓練は無駄にはなっていない、診断は決して遅くなかった」と伝えられるように、当面は関係形成を優先することにしました。

学級担任との関係修復

発達支援センターにケア会議を招集してもらう

ここまで本児・家族の課題を整理し、保健師が関わることで、何とかできそうなことは小学校担任との関係修復であると考えられました。より優先したい療育機関へのつなぎのためにも、まずは担任に療育への正しい知識を得て、適切な対応をしてもらえるようにすることがよさそうでした。担任への働きかけの方法としてケア会議の場で働きかける方法がよく、ここに本児・母親も参加してもらうのです。ケア会議は地元通園施設に召集してもらって開催すると、後の展開もうまくいくので、まずは地元通園施設での本児との個別面接を調整します。母親がこれからどうしていきたいか、小学校とはどうしていきたいのか確認して、保健師が思った課題と付け合せて今後の方向性について合意して進めていく必要があります。

母親のペースと都合にあわせる

さっそく次回家庭訪問の約束をするために電話しました。ところが母の返事は、「パートの都合もあって、中々日程が合わない」とのことでした。保健師の方で支援の方向性が決まったので、早く母親と次の話がしたいと思いましたが、パートに行っているのは、息抜きになっていたので、母親のペースに合わせることを優先しました。母親の都合の良いときに電話をしてもらって、その後訪問すると約束にしました。

2回目の家庭訪問

2回目の家庭訪問では、1学期末の小学校担任との個人面談のときの状況と母親の思い、本児の夏休みの生活状況を聞きました。学習についていけない分を夏休みの課題として、家庭学習で理解しておくようにと担任から言われ、どうしたらよいか分からず困惑していると母親は話します。これまで関わった他事例での小学校担任の多くが、家庭学習での補習を求めていたので、想定の範囲であると思いました。ただ担任は本児が発達障害であること、発達障害がどういう障害であるかを知らない可能性があります。対応方法について重く受け止められてはいない可能性も考えられます。

ケア会議を提案するタイミング

母親は家庭学習での補習を担任から求められ、担任との関係性にまずさを感じて困惑しています。母親もまた、担任が理解できるように伝えられるほど、本児の状況について理解していない可能性もあります。訪問前に予測したとおり本児・母親と学校の関係性の不具合があるようでした。本児への適切なアセスメントが、家庭でも学校でもなされていないということです。やはり訪問前に考えていたケア会議の開催が必要です。まず本児・母親と担任とその関係性を築き、その後で担任と協働して本児・家族を支援していく必要があると考えられました。療育機関の訓練や担任に不信感をもっている母親に、ケア会議を提案するタイミングを謀ります。

人と人の集うタイミング

担任の対応について、母親の受け止め方も含めて把握していきます。母は担任に本児の対応について相談したところ、「あなた（母）から療育機関へ相談し、それを私（担任）へ伝えて欲しい」と言われたとのことでした。もしもこの発言が本当であれば、いくら療育について認識の低い担任であっても、この発言は配慮の欠いたものです。母親に担任の発言をどのように受け止めたのか問うと、母親は「私どうしたらいいのか、分からない」と応えました。この母親の困惑の回答は、保健師側からのケア会議開催の提案ができる絶好のタイミングをもたらしました。これまでは母親のどうしたいかという思いが分かりませんでしたが、ここで母親は本児への関わり方が分からず、困惑していて、どうしていけば良いか知りたいということが確認できたのです。

保健師は母親の「私どうしたらいいのか、分からない」という回答に共感的に相づちを打ちながら、ゆっくりとケア会議を開催するという提案を伝えました。「学校からそういうふうに言われたのなら、一回学校と調整しなければいけないよね」と。

ケア会議の場では母親の代弁者

ケア会議の前に発達支援センターである地元通園施設での発達支援事業の個別面接を受け、

安心して療育できるようにする

そこで今具体的に何ができるか？　一度相談してみようと提案しました。発達支援センターである地元通園施設は、ケア会議も招集できる機能も持っているので、相談して学校にも来てもらえば良いと、ケア会議開催までの進め方についても母親に伝えておきます。

ケア会議の場で本児に関わる関係機関・職種と母親で支援の方向性を統一させ、本児・母親が療育に不信感を持たずに安心して療育できるようにします。地元通園施設から招集してもらい、母親を交え、ケア会議を開催します。本児への関わりの方向性（学習意欲の持続と義務感の緩和）について皆で話し合い合意をはかります。

この「皆で話し合う」形をとりつつ、ケア会議の場で小学校担任に、本児の発達障害の正しい知識、適切な対応方法について理解し習得してもらうことをねらいます。関係職種が皆で担任に、学習意欲の持続と義務感の緩和での配慮を依頼するのです。担任に配慮して関わって欲しいこと、ただし本児はそんなに重篤な障害があるわけではないと伝えます。担任の考えもまた話してもらい、関係職種皆で共有し本児への関わり方について検討していきたいと伝えます。

ケア会議の場での保健師の役割は、母親の立場で、これまでの葛藤や悩みについて代弁することにあります。ケア会議の場では、この役割に徹しました。母親の悩み・疲労感、母がうまく表現できない部分、母が自信もてていない部分を保健師が代弁します。また保健師は、母親の発言も引き出します。ケア会議の場での母親の表情の変化を観察し、母親が小学校の先生に、少し言いにくそうな表情を見たら、「ねぇ、こういうことにも困っていたよね…」と、母親に話しかけるのです。これを繰り返しました。

小学校担任の言い分も話してもらいます。担任は、宿題の量は減らしていると言い、自分がやっている配慮について、説明されました。担任も悩みながらやっていたことがわかりました。「先生も配慮くださっていたのですね」と相づちを打ちます。しかし相づちを打つ程度にとどめます。保健師は母親の代弁者だからです。

このように双方に、配慮をすることにより、穏やかに会議は進み目的は果たせました。何よりも良かったことは、ケア会議の間、母親が終始にこやかであったことです。

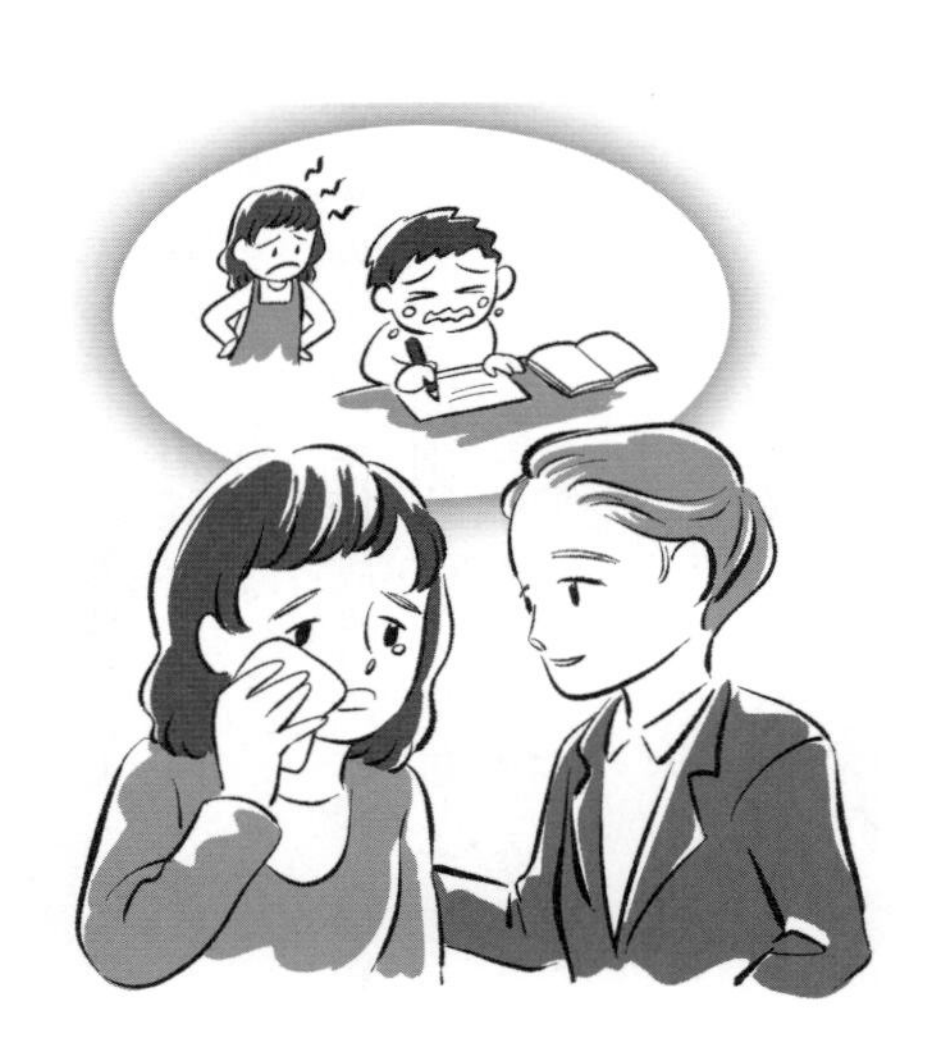

第5章　本人・家族ができること・どうありたいか、どうしたいかに配慮する

息子の嫁の介護・月経の世話もする舅
―脊髄小脳変性症の療養者の介護力の限界―

息子の嫁の介護をする父親は、毎月の月経の世話もされていました。ここ数年でＡＤＬが低下してきている、男性ばかりの家族なので、家事のことなど都合の悪いところが多いのではないか、一緒に関わって欲しいと、市保健師は県保健所保健師から依頼を受けます。この療養環境下にあって、本人は介護保険サービス、特に施設利用を受け入れようとしません。「息子の傍に居たい…」本人のこの気持ちに配慮しながら、保健師は今の生活の継続を支えますが…。

脊髄小脳変性症の療養者（40歳代前半　女性）は、夫（50歳代）、息子（中学生）、義父（70歳後半）の４人家族です。結婚後2年間ぐらいは身の回り、夫の世話はされていましたが、歩行困難のため息子の保育園の送迎ができなくなりました。食事はしばらく作っていましたが柔らかくしすぎたり、２万円を2日で使い切ってしまったりと、お金の管理もできなくなりました。保健師が県保健所保健師に頼まれて関わったときは、義父が息子の世話、食事作りを行っていました。義父は難聴があり大きい声で話すためか、口調が少しきつく感じられました。義父は、畑もしていて、近くの老人福祉センターへ行き、お風呂に入ることが楽しみと話し、大きい声で会話すればコミュニケーションに問題はありません。

初回訪問

市保健師が初めて訪問したのは夏でしたが、家の中は暗く、本人が使用している布団が敷かれていました。おそらくずっと敷いたままと見ました。掃除が行き届いてない様子でした。しかし男性ばかりの家ですし、物が散らばっているわけでもなく、それなりに整えられている感じがしました。

本人はここ数年でＡＤＬ、ＩＡＤＬが低下してきたとのことで、通院は夫が休みの時に、車で行くそうです。

週2回の入浴は、１人で入っていますが、洗髪、洗体がきちんとできているかは不明でした。清潔面では本人１人できちんと出来ているか不安なため、何らかの介助が必要に思いました。しかし介護者は義父と男性であり、特に入浴の介助は期待できません。もう少し家族内役割など詳しい家庭生活状況の確認が必要と思ったのですが、まずは清潔の保持のために公的サービスを入れて、入浴など清潔面の介助をしてもらう方がより良いと、訪問看護を導入していく方向で支援することにしました。

訪問看護を導入していく方向で支援する

現在使用している布団では、立ち上がり方法や立ち上がりまでの時間がかかりそうです。布団よりベッドの方が本人にとって、安楽に立ち上がりができ、寝たきりの予防になると判断し

ベッドの導入のみを情報として伝える

ます。あと同様に、トイレの様式も変える必要もありました。しかしトイレの様式を変えるとなるとリフォームやポータブルなどいくつかの方法があり、金銭的にかかるものからそうでないもの、掃除などの手間のかかるものからそうでないものまで、いろいろあります。そのためトイレについては、すぐにどのようにするか決断は難しく、そのために家庭生活状況・日常生活動作能力などの詳しい情報収集も必要になります。それに対してベッドの導入は経済的にもあまり負担がかからず容易に家族内で決断ができるはずです。ベッドの導入により、生活が改善されれば、このあとの援助展開も容易になるはずです。でも今回は初回訪問で、1度に全部のことを行うことは、義父1人の判断や経済的にも困難です。今回はベッドの導入のみを情報として伝えることにしました。

本人と義父にベッドを利用することの利点について伝え、手続きの方法や利用料金について説明しました。おそらくベッドの導入について、本人と義父だけて決められないかもしれません。ベッドの導入については夫と相談するように義父に伝えました。しかし義父は、自分の判断で行いたいと応えます。義父からは、この家の経済状況は、義父の年金と本人の障害年金でほとんど賄われているとのことでした。

療養生活・介護で困っていることを聞くと、本人は施設入所しなければならなくなることが不安と応えます。こちらから施設の話は出していないのに、自分から話されました。ということは普段家族から言われているのだろうかと推測しました。いずれにしても施設入所についは、本人にとっての心配な事項であり、自分で判断できないでいる様でした。施設入所以外で本人が困っていることはないか確認しました。施設入所以外で困っていることはないと応えま

不都合な動作を把握する

月経時の対応について主治医に薬の使用が可能かどうか相談する

義父は施設入所してもらわねばと考えている

したが、布団からの立ち上がりや歩行の様子、トイレのことなど都合が悪いことは多くあるはずです。本人の理解力から、不都合だと感じていないという可能性もあり得ます。それぞれの動作を示さないと、本人はどの動作のことを聞かれているのか分からないらしく、１つひとつの動作を行ってもらって確認していく必要がありました。

義父の困りごとは、本人の月経時の対応だと訴えました。確かに、義父が生理用ナプキンの交換をすることは、普通に考えて行いたくない行為ですし難しいと思います。夫も日中は仕事でできないだろうし、本人の身体状況から考えてもナプキンを交換するという動作ができなさそうです。訪問看護を利用するにしても時間や回数に限界があります。主治医に薬の使用が可能かどうかも含め相談してみることにしました。

義父は夫の協力も無く家事も担う中、嫁の面倒も見ている自分も高齢なのでどこまで見ていけるかわからない、自分が家事ができなくなったら施設入所してもらう、でも経済的に不安があると話します。義父の話す様子から介護のことや今後のことについて不安や不満を感じているようでした。一方、夫はどのように考えているかと問うと、夫は施設入所については考えていない様子であること、家族内でそのことについて話し合っていないとのことでした。家族で話し合ったことがないということは、何とかする必要があります。この後、公的サービス利用や、状況の変化にも対応していかなければなりません。そのためには家族内で話合いができる状況は必須です。

主治医に訪問内容を連絡する

ベッドを導入する

病気の進行、転倒のリスクを見越してトイレは和式から洋式のものに替える

家族で介護について話し合えるようにする

初回の家庭訪問を終えて

初回の家庭訪問を終えて、すぐに主治医に訪問時の状況を連絡しました。この後も援助していくには、主治医との関係を維持していく必要があります。トイレの洋式への変更、ベッドの導入を進める方針について伝えます。主治医は寝たきり予防生活の必要性と、受診頻度は月に1度でよいといいます。そして介護者が男性のため月経時の処置が行き届かないことを相談すると、主治医も月経時の処置について考えていて、薬の使用を検討中であったと言います。義父や保健師が心配していた月経のことについても主治医は考えてくれていたと安心し、この主治医には相談したいことなどがあれば、何でもすぐに相談できると思います。

まずベッドを導入しました。新しい様式に慣れてもらい、転倒を予防し、ベッドからの移動がスムーズにできるように、立ち上がりについて指導し、立ち上がり動作の練習をしてもらいました。

トイレでの排泄動作は、現在はなんとかできていますが、病気が進行してくると困難になってくると思われました。やはりトイレは和式から洋式のものに替える必要があります。タオルかけを手すりの代わりに使用していたので、転倒の危険を考え手すりの設置も必要です。トイレをリフォームするか、ポータブルを利用するか、介護の負担や経済的なことを考え、いずれにしても家族で話し合うことを最優先にします。トイレのことをきっかけに、介護のことなどリフォーム以外のことについても、家族で話し合えるようになって欲しいと期待します。

義父に保健師から月経時の対応について再確認します。4、5日前に月経になり汚したままになっていて、義父が洗濯して干し、体は風呂に入れて自分で洗わせたとのことでした。この発言で義父が家事も孫の世話も洗濯もするのに、入浴の介助になると行わない理由は嫁と義父という関係のためだったからで仕方のないことに思えました。ただここで主治医も月経対応を心配して、薬で調整するように検討していることは伝えませんでした。本人・家族の知らないところで、自分たちのことを話し合っていると安易に伝えない方が良いからです。むしろ月経時の処置について困っていることを家族から主治医に状況を話すことで、早急に対処してもらえるはずです。保健師も、次の月経周期がくる前にもまた、主治医に相談して解決出来るようにしたいと考えます。

本人・家族の知らないところでの検討内容は安易に伝えない

本人・家族には、月経について主治医に相談しているかどうか確認します。明日の受診の時、月経時の対応で困っていることを主治医に相談してみる予定だということを義父から聞きます。

家族としての方針を待つ

しかし介護について、家族で話し合ったかどうかについて問うと、義父は「夫に話したことがなく、今後のことについても話し合ったことがない」といいます。義父と夫が話し合っていないということが、今日に至っても全く進まず、保健師にとって懸案事項であり続けています。夫は父親に介護をまかせきりで、父親の介護負担、不安について知らないのではないかと危惧

義父と夫が話し合っていないことを重く見る

義父から夫に話が伝わるかどうか把握する

伝わっても伝わらなくても関係性をみる

家族一人ひとりに会って今後のことの考えを把握する

夫の休みの日、都合のつく時間に保健センターで会う

します。今後、本人をどのように看ていくのか、本人にとっても介護者にとっても重要な課題です。そのため家族がどのように考えているのか、どうしたいのかを知る必要があるのです。できるだけ早い時期に話し合ってもらう必要があると思いました。

サービス導入に関しては義父一人だけで判断できないはずです。義父と夫の話し合いがあまりできていないし、このままだと、この後も話し合われる見込みが無いと判断します。夫が妻のことや今後のことをどのように考えているか知る必要があります。夫とも直接話をして、現在の状況を伝え、今後のことを考えてもらえるようにする必要があると判断します。

しかしこれまでに何回も夫と話し合う必要がある、保健師が夫と話がしたいと思っていると義父に伝えてきたのですが、なかなか義父から夫に話が伝わらないようでした。保健師も夫と面会を1度もしたことがなく、今後のことも考えて1度きちんと夫と話をする機会をつくる必要があると、月日を経るにつれて焦る思いもありました。

そこで夫の休みの日に保健センターに来所してもらい、トイレのこと、訪問看護のこと、今後のことを話し合うことにしました。夫にとっても仕事が休みの日や都合がつく日に保健センターに来所する方が、時間が作りやすく都合が良いはずです。義父に夫と話したいこと、夫の都合がつく日時に保健センターに来所して欲しいことを伝えます。また少しぐらいなら遅い時間になっても良いということを義父に伝え、義父から夫に伝えてもらうようにお願いします。

夫の方針を聞き、考えにあわせて必要なことを助言する

本人の生活の実態・現状を、夫がどこまでどう理解しているか把握する

夫が保健センターに来所

ようやく夫が保健センターに来所してくれました。まずはトイレのリフォームについて、早いうちにしなければならないと考えているということを夫から聞き安堵します。この疾患であればトイレのリフォームの補助制度があるかもしれません。補助があるかどうか補助金額についても確認して、夫に伝えると約束します。夫は、補助について一度確かめてから見積もりを出してもらうと応えます。併せて手すりも設置した方が良いですし、後から本当に必要になってきます。しかし手すりは適切な場所に設置しないと対象者にとって使いにくいものとなってしまう恐れがあります。手すりを適切な場所に設置できるよう、作業療法士に専門的な観点で確認してもらう必要があります。後日、作業療法士と訪問して手すりの位置などを確認することの了解を得ます。

夫にリフォームの補助の申請をしてもらえるよう、排泄の実態と必要性について理解してもらう必要があります。そもそも本人がどのような状態で排泄しているか、夫は知っているのかどうか確認するところから始めます。また月経を薬で調節することについても、夫がどこまで状況を把握し理解しているか話題にしてみます。そしたら月経を調節するための注射をしてもらっているということを夫から聞きます。これで月経の処置については、いったん解決したと安堵します。

清潔保持のための入浴

入浴介助は、訪問看護を利用する必要があることも伝える

入浴介助での家族の対応能力、可能性を判断する

次は入浴介助についてです。本人、体臭もあり清潔保持が喫緊の課題です。この疾患は尿路感染などを起こしやすく、不潔により状態が悪くなる恐れも十分考慮する必要があります。感染症などによる状態悪化を避けるため、予防のための清潔保持はかかせません。感染予防の観点から入浴介助のために、本人・家族で清潔保持できない場合は、訪問看護を利用する必要があることも伝えます。

夫は「帰宅が遅いため入浴させられない、訪問看護にリハビリとともにお願いしたい」と応えます。夫が入浴介助をする意思がないことが確認できました。義父が入浴介助をすることも困難です。夫の様子からすると積極的に妻を介護しようという様子は感じられません。また義父が今後のことや現在のことに不安や不満があるということも理解していなさそうでした。病気のことやその進行のことも考え、なるべく早いうちから今後のことについて考えてもらえるようにする必要があります。

夫にも妻の介護に少しずつ参加してもらえるように促す一方で、義父が介護について不安や負担を感じていることを伝え、義父と話し合っていくようにと助言しました。

入浴介助導入のためにリハビリをサービスに加える

このまま入浴介助だけのサービス導入で、決断することは難しいのかもしれないと思えてきました。併せてリハビリも行なってもらうことにすれば、訪問看護導入につながるのではないかと考えました。そうすれば清潔保持ばかりでなく寝たきりも予防でき、その他のサービス導入にもつながりやすくなります。入浴介助とリハビリを訪問看護にしてもらってはどうか伝えると、訪問看護の依頼申請を出してもらえました。

入浴介助とリハビリで多職種と検討する

直ぐに訪問看護ステーションの看護師2名とセンター理学療法士と同行訪問しました。理学療法士には、入浴動作やバスボードなどの確認を行ってもらいました。そして入浴動作や移動動作の援助方法を理学療法士から看護師へ伝えてもらいました。バスボードについては現在のものでは浴槽への出入りは難しそうなため、理学療法士にサイズを確認して修正してもらうように依頼しました。この後は訪問看護師に対応してもらえます。訪問看護師に行ってもらう看護行為の確認をして、理学療法士にはさらに安全に移動できるように、家屋環境を整えるための確認を行ってもらいました。義父が付けた手すりと作成した玄関の段差解消の台も、安定して安全であるか、高さなどを確認してもらいました。義父は直接介護はあまり行いたくない様子でしたが、手すりを付けたり段差解消の台を作ったりすることは積極的に取り組んでくれました。段差解消のための台は使いやすく、訪問看護で散歩を行う際に使用できると判断しました。手すりの高さも合っており、実際にそれを利用してトイレに行くことができていると評価

家族が作った手すりと段差解消の台を多職種で評価する

できました。対象者本人の清潔面が保たれ、ADLの維持向上がされ日中の過ごし方も改善されれば良いです。さらに義父の介護負担の軽減も期待できます。介護負担軽減のためのサービスを探すことも約束しました。

介護負担軽減のためのサービス

介護負担軽減のためのサービスを調べてみると、ショートステイが利用できる状態にありました。夫は入浴介助も含めてデイサービスのようなサービスの利用を望んでいましたが、日中預かってくれる場所が今のところなく、すぐに義父の不安や不満が解消されそうにありませんでした。しかしショートステイの存在を知っていれば、必要時に対応できるものがあるという安心が得られるはずです。施設のパンフレットを見ながら、1つの情報として説明しました。

義父は家事は行うのですが、本人に声をかけたりすることはほとんどなさそうでした。訪問看護が導入されれば、リハビリを行ったり話をしたりすることができます。1日の過ごし方を確認すると、本人は、日中はベッドで過ごすことが多かったのです。改めて訪問看護を利用し、入浴介助やリハビリを行えるようになって本当に良かったと安堵します。

その後、訪問看護より本人の様子について報告があります。表情も良くなり、テレビを見たりなどするようになったこと、月経時の処置も自分でできているということを聞きます。訪問看護の導入により、対象者の様子や日中の過ごし方に変化が出てきたようで、訪問看護師の声かけやリハビリによって、月経時の処置など自分でできることも増えてきました。義父が手す

家族が期待しているサービス内容を把握する

家族ができなさそうなことをサービスで補う

訪問看護の導入により、対象者の様子や日中の過ごし方に変化が出る

りを付けたことの連絡も訪問看護からありました。訪問看護の導入は対象者にとって良かったと評価しました。

突然の状況の悪化

しかし3か月後、義父が「(本人が) 2~3日前から立ち上がりも、歩行も出来なくなった」と連絡のため保健センターに来所しました。保健師は1週間ごとに訪問していましたが、突然の状況変化に驚きます。義父は「歩行できないため、排泄もトイレでできない。おむつ交換など見てやれないため、実家に連れて行った」「左膝に内出血があり、そのため歩けなくなったのではないかと思っている」とも話します。

家族も限界に感じ、実家に連れて行ったのだろうと推測しました。ただ義父の話だけでは状況が良くわかりません。また内出血とはどういうことか気がかりです。主治医や訪問看護からも詳しい状況の確認をして、それから検討することにしました。

訪問看護師から、月経を止めるための注射をしていたが、6か月間しか使用できないため一時中止となったと聞きます。そして訪問看護師が月経が始まるためパンツ型のおむつをはかせたところ、排尿もおむつでするようになったそうです。何でも本人が濡れたおむつをベッド柵に干していたため、義父はおむつ内に排尿をしていたことを知ったそうです。月経の処置に困っていたため、主治医や家族との話し合いで月経を調節するための注射を行うことにしたのですが、使用期限などについては事前に確認をしていなかったと保健師は悔やみます。もしかした

本人のために実施したことが悪い結果となり、それらがいくつも重なったことを知る

ら今回の月経をきっかけに状態が悪化したのだろうか？と心配します。

内出血は、左膝の他、大腿の内側にもあるそうです。立ち上がりが出来なくなったことについては、受診して主治医に聞くとのことでした。主治医の診察後、医学的に根拠のある対応ができるように詳しい状況を確認するために、症状の理解と治療方針について主治医に聞きにいきました。

主治医の判断を聞く

主治医は入院し、リハビリを行うと今までの状態に戻れると説明されました。その後で、さらに左肩から上腕にかけての内出血もあったこと、これは転倒して出来たものではなく、外的力が加わってできたものではないかと話されました。もしかして虐待を受けているのではないかと思われると。もし、そのようなことが事実だとしたら、入院してリハビリして、以前のように歩行が出来たとしてもまた、同じことの繰り返しになります。何か対策を考えなければならないと思うがどうかと保健師に相談され、改めて家族関係について質問されました。

身体状況が急激に変化した理由についてあらゆる可能性を考える

保健師は主治医から虐待の話が出て驚きます。義父は言葉はきついが、本人のために食事作り、洗濯、手すりを付けたりしていました。夫は介護しませんでしたが、本人のために来所をしたりしていたため、暴力を振るということが考え難いです。でも実際の外的な力が加わったことによる内出血ならば、虐待も想定しなければなりません。虐待の話が事実だとすると早急の対応が必要になります。訪問看護師からも体重が減少し、足が上がらず、体重計にも乗れなくなったことなど、1か月の状況を聞き、虐待の原因となることがあったのか、また身体状況が急激に変化した理由について、可能性のあることすべて挙げて考えます。

夫、義父が別々に保健センターに来所する

そうこうするうちに、夫、義父が別々に保健センターに来所してきました。二人とも別々に

家族一人ひとりの認識を把握する

夫と義父の様子から今後の在宅での生活は出来ないと判断する

同じことを話しました。二人が別々に来所したことを疑問に思いつつ、夫と義父の話、不安、訴えを聴き、様子を観察します。夫と義父の思いなどを確認し、今後の援助をどのようにしていく必要があるか考えます。二人それぞれに大変なことは何か聞くと、夫は全部大変であり、排泄や月経が一番大変と応えます。義父は自分がおむつ交換や月経時の汚物の処理をするのは嫌だと言います。内出血についても確認すると、義父・夫ともに原因がわからないと応えました。

次におむつ交換や月経時の汚物の処理について巡回型のヘルパーを利用してはどうかと提案してみます。夫はこれまで、介護にノータッチのため、具体的に応えることが出来ません。義父はやりたくないとはっきりと応え、おそらく排泄面での不満や不安があるのだろうと推測します。この夫と義父の様子から今後の在宅での生活は出来ないと判断します。しかし本人の気持ちがわからないため確認する必要があります。ただ本人の気持ちに配慮しても、義父や夫の意見が優先されてしまうのではないかと危惧します。

二人とも在宅療養は無理だと感じており、施設入所を考えていました。しかしその後、施設入所に関して色々と調べた結果、本人の年齢や疾患から入所できる施設は今のところほとんどないことを確認します。本人の意向も確認しつつ、主治医に家族の考えを伝え、入院し、リハビリを行う方向で検討するのがより良いと判断します。

この後、保健所保健師と共に家庭訪問しました。玄関から既に尿臭がします。排泄はおむつの中でしており、ほとんど取り替えていないことが分かります。シーツや枕カバーも長い間換えていないようです。男性が介護者なので仕方がないと思いつつ、このままではさらに悪化するおそれがあります。

保健師たちが腕の内出血の程度を確認するために腕を見ようとすると、夫や義父が「服、脱いで見せてやれ」ときつい口調で本人に言います。本人がボタンを留めていると「そんなことしなくていいから早く見せてやれ」などと、本人の状況の変化に義父や夫は苛立っていることが伝わってきます。それが虐待につながってしまったのかもしれないと推測します。いずれにしても義父や夫の口調や様子から、改めて在宅での生活が厳しいことが感じ取れます。病院のベッドが空き入院が出来るようになるまで、巡回型ヘルパーによるおむつ交換のサービスを利用することも提案しました。

この訪問の翌日、本人、入院されたのです。

本人の思いを聞くと、「息子と離れたくない」とすぐに応えます。本人の思いを最優先に今までも療養環境を整えて来たのですが、家族は在宅で見ていくことの介護力の限界を感じ、施設入所させたいと望んでいます。このことから、たとえば「家族の介護力の限界を見極め、サービス導入を進めるべき」であって、待ちの姿勢ではなく、もっと踏み込んだ関わりをよしとする考えもあるかと思います。また踏み込んだ関わりでの成功事例の報告もあります。しかし踏み込んだ関わりの成功事例だから報告されているだけであって、少し積極的な介入をしただけでは、次につながらない・受け入れてもらえなくなることの方が多くあります。この当事者・家族なら、どういう関わりだと受け入れてもらえるか、時間をかけて明確にしていく、ごく一般的な熟練保健師の事例でした。そして訪問看護が導入されて上手くいくはずだったのに、良かれと思って提案した紙パンツの使い方で、一気に事態が悪化しました。その時も、保健師は家族一人ひとりから言い分を聞いていています。夫も義父も、別々に保健師を訪ねてきているところに、それまでの丁寧な関わりの成果を見ました。介護力の限界に向き合って、わずかな可能性を見い出し引き出そうとしています。家族は施設入所を希望していても、入所できるところはほとんどないため、今回いったん入院となりました。入院中はリハビリもなされるだろうし、清潔も確保されます。退院後はまたこの家族に戻ってきます。次の家族生活へとどう繋げられるか。せめて入浴清潔は確保できるようにしたいのですが、どのように援助していくことが一番良いのだろうかと関係職種の意見も聞きながら検討すべきところです。

子ども虐待に保健師が関わっていたのに亡くなってしまう事例もだいたいこの流れです。そこを想定しながら、皆、限界事例に向き合っています。

もっと踏み込んだ関わりをしていたら…、踏み込めていたら…。

しかし、そんな簡単なものではない…、そのことが伝わると嬉しいです。

この保健師も「自身が保健師として、しっかり関わり責任を果たしていた事例」として語ってくれた事例です。

自宅に戻りたいをへき地で支える—医療的ケアと見守り継続—

長期入院の後、退院して一人暮らしを開始した統合失調症等の精神障害者への保健所保健師による地域生活移行支援です。長期入院中の精神障害者の多くが、自宅に戻りたいのです。家族がいなくても、一人暮らしになっても地域で生活したいと望んでいます。なんとか地域での生活の自立・自律を支え、継続できるようにし、もしも調子が悪くなって医療機関に入院したとしても、また地域での自立・自律した生活に戻れるように繰り返し支援していきます。そして地域での生活が継続できるようになれば、社会との交流を図り、経済的にも自立できるように就労支援します。

長期入院・再入院の後、自宅生活希望

10歳代で統合失調症を発症し入退院を繰り返してきた事例（50歳代　男性）です。この保健所保健師が初めて関わる直近の入院は10年間と長期で、この間に母親が死亡し単身者となりました。自宅でのひとり暮らし生活を希望して退院したものの、寂しさと生活への不安から状態

入退院をくり返してきた中で、今回の退院後ひとり暮らし再開に向けて検討する

本人を交えた関係者間の連絡会を開催する

本人の退院後の生活の描きを確認する

各職種がそれぞれ訪問するだけではサポート仕切れない

悪化し、1年1か月の自宅生活後、再入院しました。1年8か月の入院生活の後、再度自宅生活を希望されたので、外泊や本人を交えた関係者間の連絡会を経て退院し、ひとり暮らし生活の再開を検討するところからの援助過程です。

まず保健所保健師は、本人を交えた関係者間の連絡会を開催しました。自宅生活を希望されたとき、退院に向けて本人、病棟看護師、市保健師、市生活保護担当者、保健所保健師で話し合う機会を設けたのです。特に市が地域支援の受け入れに協力的になってもらえるか、本人の生活能力はどの程度まで回復しているのかを確かめる必要があり、サポート体制が組めるかどうかを見極めなければなりません。そのため病院スタッフと市の職員、本人とをつなぐために間に入って調整できるようにしたのです。

保健所保健師は、まずは本人が地元での生活をどう描いているのか、本人のサポート体制をどうするのかを確認しました。自宅で生活するにあたり手助けして欲しいことがあるか、それは何かと本人に聞きます。本人を交えての話し合いの場と言っても、本人にとっては慣れないところに来て、面談を受けることになってしまいました。本人への配慮として、笑顔での声かけや本人が座る場所に気を配り、自分の思いを発言できる雰囲気をつくるようにしました。

しかし最初の連絡会では、本人よりも病棟看護師の発言時間が長く、本人からの自立への思いや生活プランを把握することができませんでした。市の保健師、生活保護担当者からも、各職種がそれぞれ訪問するだけではサポート仕切れないのではないかとの不安が述べられました。保健所としては市の意向も組んで、病院側に予定していた退院日の延長をお願いしました。

一人暮らしは可能なのか、サポート体制を本人、病院はどこまで見込んでいるのか

退院に向けた動き

退院に向けて外泊が始まりました。病院は早期退院を考えており、地域の受け入れ体制が整わなくても押す方針に思えました。そもそも本人の一人暮らしは今の状態で本当に可能なのか、本人へのサポート体制を本人、病院はどこまで見込んでいるのか、そこを確認するところから始める必要があります。外泊初日、病院ＰＳＷ、市保健師、保健所保健師で再度話し合う機会と場を設定します。

へき地在住という不便さ、訪問頻度は月1回が限界を示す

会の冒頭で保健所だけでは支えきれず、市の協力体制が欠かせないため、退院までにそれぞれができることを提案してもらいたいと伝えます。病院からも、地域に期待しているサポート体制の内容と、病院が行うサポート体制について話をしてもらいます。双方の言い分をまとめると、病院側は定期通院と金銭管理がうまくいけば自立生活ができると思っていましたが、市役所職員はへき地在住という不便さ、保健師や生活保護担当者の訪問頻度は月1回が限界で、本人の生活能力からみてサポートできるとは思えないと言います。

生活環境、生活状況を確認

まずは生活環境、生活状況を確認して、本人が自立生活する上で困難と思われることを整理して何ができるか判断する必要があります。そのため本人の在宅生活を再開できる環境かどうか、維持できるかどうか、交通面、金銭管理、服薬管理、食事等の観点から、市保健師に見極めてもらうとより良いと判断しました。

早速外泊時に併せ、市保健師とともに家庭訪問します。家屋の状況、室内の物の配置確認、

自立生活の実感を本人に語ってもらう

拒否が無いというタイミングを逃さず合意を示す

本人の身なり、表情などを確認します。居間や台所を掃除していたところ、スーパーの買い物袋が居間に置いてあり、卓上にポットや電気コンロが置かれ、食器もそのままになっていました。片付いてはいませんでしたが、自炊はしている様でした。

本人にも外泊しての気持ち、不便なことがないか、実際に生活できそうなのか自立生活の実感を尋ねます。本人が自力で生活できるというのなら、その意識と行動を維持してもらいたいのですが、例えばホームヘルプサービスが導入できれば、怠薬や浪費、孤独感等から病気の悪化予防や早期対応が可能となり、自立生活を継続させる力になりうると考えます。生活の様子から、本人が誰かの訪問を希望さえすれば、ホームヘルプサービス体制を整えて行く方向性で進められます。

そこで本人に退院後、一人で生活していくときにどんな手助けがあればよいか、退院することを知っている人はいるかどうかと問うてみます。しかし本人は「週1回電話があれば安心なので訪問は要らない、毎週来てもらっても気を遣うだけ」と応えます。確かに、他者に気を遣わなくていいから、自宅で一人暮らしを選んだのです、そのように応えたことは想定できました。だからといって「他者の援助」なしに、この生活の継続は不可能です。改めて保健師や生活保護担当者の訪問はどうかと問うてみると、こちらについては拒否がありませんでした。この拒否が無いという微妙なタイミングを逃さず、訪問に来る予定の保健師名とその連絡先を紙に書いて本人に渡します。返事を待ったらまた拒否するだろうから。

退院後の生活費は大丈夫か

次の気がかりは退院後の生活費です。前回の在宅生活時は障害年金と母が残した貯金で生活していました。バイクで買い物に行って、収支を考えず買い物をし、生活困難となり再入院になったことが思い出されました。今回は生活保護で生活していくので、収支を考えて買い物をする必要があります。本人任せにしていると即赤字になりかねない。かといって買い物行動を制限する事は生活環境からは難しい。まずは浪費による生活不安が起きないよう、買い物頻度や方法、何をどれだけ買うのか、本人と合意を得ることから始めます。

生活費の自己管理で過去の状況を整理する

何をどれだけ買うか本人と決める

食べ物などの買い物はどうしているのか尋ねると、「たばこはA店で買い、ラーメンや果物などはスーパーで買って、用途に分けてお店を選んで買い物をしている」と応えます。そして「今バイクが故障して使えないので、自転車でA地区の店まで買い物に行ってきた」と話します。時間がかかっても自転車で出かける力があることは、節約にもなり推奨します。

自転車で買い物できていることを認め奨める

市保健師は生活保護担当者から、退院後は生活保護と障害年金の併せて6万円位で生活していくことになると確認してきてくれました。退院後の生活費について計画を立て、6万円の中でやりくりしていく自覚を本人に持ってもらう必要があります。しかし保健所保健師だけで、金銭管理の能力を身につけさせられそうにありません。市保健師からも病院からも本人に指導がなされ、本人の能力と実生活に応じた支援がなされないと、地域では支えきれなくなります。病院にも退院させる以上は本人の能力に併せたサポートを提供すべきであり、一緒に考えても

金銭管理の能力を関わる職種皆の共通理解で維持させる

らう必要があります。

本人には、外泊から病院に戻ったら、一か月あたり何にいくら必要になるか病院のワーカーと一緒に相談しておくようにと伝えます。さらにワーカーと一緒に話し合う内容は、交通費、電気代、水道代、食費、電話代など具体的な金額であることを念を押して伝えます。

通院方法をどうするか

交通手段を検討する必要

退院に向けて残された最重要課題は、通院方法をどうするかです。交通手段を検討する必要があるのです。これまで鉄道で日帰りが出来たのですが、今まであった鉄道が来月から廃止になるのです。代わりにバスが運行されることになっているのですが、鉄道がバスになると通院できるのかどうかと心配になります。

鉄道が廃止されバスになることは本人に伝えましたが、交通手段と利用時間を本人が調べるという情報収集するのは難しそうで、保健師が調べて伝えた方がよさそうです。そもそも現実的に通院が可能なのか病院職員にも方法を考えてもらうよう依頼しました。

そして病院のワーカーから、退院日が今月末日との連絡を受けます。本人にはＦＡＸ・電話で病院を通して、来月以降のバス時刻表と交通手段について連絡します。

自立の見守りと管理のバランス

土日を挟んで退院5日目に、市保健師が訪問しましたが、本人不在だったとの連絡がありました。その3日後、本人から電話が入ります。「保健所の人はいつ来るのか」という催促でした。本人は一人で寂しいと言います。しかし本人が寂しいと言っているからと、訪問するというわけではありません。

退院後間もないこの時期、保健師としては退院後の生活に困っていることがないか把握し、早急な訪問の必要な状況について判断すべきところです。一方、保健師の訪問だけでは支援に限界があるため、ホームヘルプを利用してもらえるよう、まずは本人が必要と思えるように不自由さも感じてもらうのも作戦の一つに考えます。まずは本人の寂しさを紛らわせるため、生活状況や今の気持ちなどについて、電話で時間をかけて聞いていきます。寂しさを埋めるためにどんな対処をしているのか、交際費をどうしているのか、飲酒問題が生じる気配はなさそうかなど、探りながら本人の話を聞いていきます。

訪問の緊急性がなく本人が生活できているようなら訪問時期を伸ばした方が良く、服薬状況や生活環境、買い物の方法やバイク使用の有無を尋ね、一人の生活が維持できているかどうか話しぶりから判断します。この自立の見守りと管理という微妙なバランスのもと、訪問すべき日時を検討し1週間後に訪問すると伝えます。

寂しいと言われただけで訪問するものではない

退院間もない時期は訪問の緊急性・必要性を判断する

訪問の求めに応じて、自立を妨げることのないようにする

本人ができていることを確認してから訪問時期を決める

退院後初めての家庭訪問

家庭訪問すると本人、4月だというのに半袖姿で居ます。自宅は日当たりが悪く寒いところなのにどうしてなのか、感覚異常なのかと危惧します。この想定外の状況に、何のために半袖なのか、精神的な判断力が乏しくなったのかどうか把握する必要があります。しかし保健師が危惧したことを気づかれてはなりません。まずは半袖で居ることに驚きの表情で本人に伝え、半袖でいる理由を聞いていきます。半袖に特段の意味がないことを確認します。

外出・通院方法を把握する

まず外出・通院手段として、買い物はどうしているのか、バイクが使えるのか確認します。生活保護なのでバイクと路線バスと経済的負担はどちらが少ないか、バイクの運転は事故など大丈夫か、回答・状況により支援の方向性を検討する必要があります。生活保護のお金でやりくりできるか、バイクの運転は大丈夫か、本人が使っているバイクを実際に見せてもらって確認します。バイクが使えそうで、これなら買い物や病院受診などに、不便さはないだろうと推測します。

金銭管理状況について把握する

病院ワーカーと情報交換する

金銭管理については、年金が入ったらすぐ使い込みしていないか、使える限度額を知っているかなど、お金の使い具合を聞いていきます。そもそも退院前に病院のワーカーと月々の使う金額を決めたはずで、それが守られているかどうか把握する必要があります。年金額の確認と、月支出を何々と考えているかを本人の言葉で詳しく語ってもらいました。室内は電気を付けっぱなしであること、まだ4月なのに襖戸を外し二部屋続きにし、暖房費が無駄になっていることをジェスチャーも取り入れて強調しながら本人に伝えます。

寂しさへの対応方法を把握し、自ら助けを求める力の有無について判断する

退院後の生活で、寂しさへの対応方法はどうしているのか、生活の寂しさはどう埋めていくのか？　本人が自らＳＯＳを発する力があるのか確認する必要があります。前回の入院のきっかけは、寂しさと生活への不安から状態悪化したため、自宅生活13か月で再入院となったことが保健師の認識にありました。一人暮らしの気分はどうかと尋ねると、「薬を飲めば夜眠れるし、寂しさも大丈夫」との応えを聞きます。

ホームヘルパーを導入して定期的に訪問してもらえるようにする

本当は保健所や市の保健師の単発訪問より、定期的に訪問してもらえるホームヘルプを希望してもらいたいところなので、今生活していることに不便はないかと尋ねます。本人は、「この家で住み続けることが夢であり、そのためにはホームヘルプは今不要」と応えます。保健師が良いと思うことを押し付けてもうまくいかないので、了解したとジェスチャーで受け応えしました。本人の「家に住み続けたい」と言う返事には大きく頷き、ホームヘルプ希望なしについてはがっかりした表情で返します。

仲間との出会いの機会につなぐ

そして仲間との出会いの機会として保健所デイケアのプログラムを見せて説明し、冷蔵庫に貼ってきました。

家庭訪問を終える前に、本人には①通院はきちんとすること、②定期受診を守ってもらうこと、③精神状態確認と怠薬がないよう診てもらうこと、を本人に念押しします。本人は、口頭では上手に受け答えする人だということが、保健師にもわかってきました。

これまでのこの地域の精神障害者のなかに、バス時刻が不便だなどと口実を付けて通院しない者も少なくありませんでした。またそうなったら困ります。本人には定期受診を守ってもらえるよう、受診意志があるか、その方法を知っているか、受診勧奨も含めて確認する必要があ

ります。病院への行き方を具体的に質問し、行動できるかどうか確認する必要がありました。次回病院へ行く日とその方法について問い、バイクで駅まで行った後、乗車するバス時間と乗り継ぎ場所を確認します。さらにそのことを紙に書いて、これも冷蔵庫に貼ってきました。

定期受診を守ってもらうため受診意思を確認する

自宅での生活と社会のつながりを確保する

受診日4日前にも電話をして、本人に通院方法を聞き取ります。乗車バスとルートを応えてもらいます。そして定期受診の当日、事前打ち合わせ通りの行動をしたのか確認します。受診1週間後、病院受診について不都合がなかったか、どうやって行ってきたか、また自宅に帰ってきた方法を聞き取ります。ここでようやく本人が行けたことを認め、次回受診に結びつくよう強化するために何度も褒めました。

独りで受診できたかどうか確認する

次回受診できるよう支持する

少し日を置いて、その後の受診時の状況確認と生活状況について確認するため市保健師と訪問を約束しました。前回市の保健師が予約なしで訪問した時、不在だったので事前に電話をかけました。ところが電話が不通で連絡がとれませんでした。電話の不通は、電話代滞納か、本人の状態悪化かと推測し、不通のままだと不測の事態に備えられません。電話不通であることの理由を把握し、最悪の事態を想定してつながるようにする必要があります。

電話の不通から最悪の事態を想定して予防的対策を講じる

すぐに市保健師と家庭訪問します。部屋は比較的整っており、本人も外見的には安定しているようでした。電話器の故障の有無を確認した結果、回線はつながっていましたが、発信はできませんでした。その後、室内にＮＴＴの滞納料金振り込みの封書を発見します。

本人の安否確認と生活支援の一つの手段を失わないよう確保する

保健師としては、ライフラインの電話がないと本人の安否確認や生活支援が、訪問でしか行えないのは様々な面で不都合で問題があります。何としても本人の了解を得て、振り込んでもらう必要があります。しかし本人にとって、電話のない生活で困っていなければ滞納金は振り込まないと決めていいことです。

ＮＴＴの滞納料金振り込みの封書のことには触れずに、今回の家庭訪問で事前に電話が使えずに困ったことを伝えます。電話不通であることの理由と、早々に復旧できないかを尋ねます。そして電話がつながらないと困るのでＮＴＴに滞納金を振り込んで欲しいと頼みます。保健師が電話が使えず心配したことを強調して話し、電話がないとどう不都合なのかも説明して、振り込むお金はあるのか、振り込み方はわかるのか、本人は電話再開を望んでいるのかと尋ねます。振り込みに必要な手続きの方法を紙に書いて、冷蔵庫に貼ってきました。

初めて保健所デイケアに来てくれる

保健所が仲間との出会いの場になるようにする

その後、保健所デイケアに来てくれました。仲間の出会いとなる機会として、本人の足が再び保健所デイケアに向くよう、良い印象をもってもらえるように心を配ります。バイクで来たことを褒めて、仲間に紹介します。自己紹介してもらい、話しやすい雰囲気をつくります。周りの人が気を遣いすぎない場所で、本人も話しやすくなる座る位置を選んで過ごしてもらいました。

２週間後、保健所デイケアに再来所してくれました。しかしデイケアメンバーが視察研修で保健所にいない日だったのです。そのことを説明して、来てくれたことを労い、今日のスーツ姿が良い印象だと強調しました。

次の週にまた来てくれました。3回目の来所だったので、保健所に来ることが自分にとって良いことであると、実感できるようにしたいと考えました。外見的様相や話す内容には変化ないように思えたので、その日デイケアの月間予定についてのメンバーの話しあいを聞いてもらうことにしました。話の持っていき方や雰囲気作りに気を使って、本人が座る場所や話す内容も、他のメンバーに嫌な思いをさせないよう気を配りました。

この流れで、自宅での生活と社会とのつながりが少しずつできていけそうだと、この時の保健師は思っていました。

自宅での生活と社会とのつながりが少しずつできていきそうだ

症状悪化、再発の可能性

しかしその3週間後、まだ電話不通なため自宅を訪問しました。玄関に鍵がかかっていたので、窓を叩いて本人の名を呼びますが、応えがありません。さらに2週間後も、電話不通なため自宅訪問しました。電話が繋がらないと保健所、市、病院等から連絡できず、本人の状態把握が難しくなります。しかし病状悪化に迅速な対応ができなくなることは避けなければなりません。電話が繋がらないことに本人は不安を感じていないのか、病状不安定なのか悪化したのかを確認する必要があります。

再度の電話不通から最悪の事態を想定して緊急訪問する

玄関に鍵がかかっていたので、窓を叩いて本人の名を呼ぶと、今度は出て来て家の中に入れ

本人の様子、生活空間から再発の兆候を判断する

本人の回答の整合性を判断しながら生活状況を確認していく

てくれました。本人の顔も身体も少し痩せ、上半身裸姿でした。室内は衣服が山積みになりカセットが何台も置かれ、テーブルには食べ物が散乱していました。これまでの生活の様子とは随分違います。本人の意識や言動はしっかりしていたのですが、痩せや室内状況から察すると異様な雰囲気です。再発の兆候である可能性が否定できないと判断しました。まずは部屋に入り、生活環境の確認と本人の話を聞くことにしました。

台所入り口に黄色の液体が入ったペットボトルが5～6本置いてあります。不思議に思ってペットボトルに何が入っているのか尋ねると、「おしっこ」と応えます。なぜおしっこを取っているのか問うと、「体調を調べるため」と。今の季節（夏）は腐敗しやすいのでその都度捨てるように伝えると、「蓋をしてあるので大丈夫だし、ちゃんと捨てている」と応えます。病的な考えである可能性が否定できなくなりました。捨てるようにという助言も聞き入れそうにありません。再発の兆候の可能性があるとして、すぐに対応することにしました。

本人に困ったことがないか尋ねることで、今の状況をどのように受け止めているか聞き、判断力があるかをみました。「別にない」と応えるので、聞き出すことにしました。食べ物、買い物の方法、電話不通への対処方法などを順に聞いていくことにしました。本人に冷蔵庫の中に残っている卵、ジュースなどを遠目に見せてもらいます。ラーメンやブドウは本人の足下にあります。ここまでで、残っている食べ物の見当をつけます。今ある食べ物、買ってきた店、現金での支払かどうかと聞いていきました。

尿のペットボトルの側に横に薬の袋を発見します。薬袋の膨らみが遠目でわかり、服薬が継続されていない、飲めていない可能性があると判断しました。薬袋、膨らんでいるけどいつも

怠薬の状況を確認し、緊急対応の必要性について判断する

病院ワーカーに症状悪化再発の可能性について連絡する

市の保健師による訪問での状況とのすり合わせで状況判断する

病状悪化、再発の可能性を認める

らったものかと尋ねます。「次回受診日が来月上旬なので40日分もらってまだ1か月分残っている」と応えます。薬は飲めているのか問い、残数を確認する必要があると判断します。しかし上半身裸の本人の側に薬袋があります。直接彼の側に行き、手渡してもらうことに保健師は不安を覚えます。本人が9月上旬に受診すると言うので、とりあえずその回答を聞いて訪問を終えます。

保健所に戻り、すぐに病院ワーカーに連絡します。前回受診時の状況を確認し、次の受診時に病状悪化がないか精神状態、健康状態を確認してもらえるよう依頼しました。家庭訪問した時の本人の容貌、家での状況などもそのまま伝えます。

また生活保護費内での経済生活と今の生活状態、精神状態では在宅生活に支障が出てきている可能性もあります。市の保健師も生活保護係担当者と訪問、同様に部屋が散らかり、尿のペットボトルがあったことの報告を聞きます。市の保健師は薬の残数確認をしてきてくれ、足りないものと余っているものとがあったこと、頭がふらつくとの訴えがあったことを報告してくれました。残薬のことを主治医に伝え、薬の調整をしてもらえるように依頼します。

病状悪化、再発の可能性を認めたこのとき、本人台風の中、保健所デイケアに来てくれます。実はこの日、台風のためデイケアが中止になっていたのです。しかしせっかく来所してくれた機会を無駄にはできません。本人と電話連絡できないときに、相手から来てくれたのですから、この機会を捉え、生活状況、生活の困難について本人の話を聞き、そのときの態度から生活や定期受診ができているか確認できたら良いと考えました。

この時の本人、話声が大きく、自分の携帯電話の使い方をべらべらしゃべり、写真を撮り、

医療的ケア（短期入院）を考える必要があると判断

保健所精神嘱託医の家庭訪問を企画する

性的話題をしたがるなど興奮状態にありました。注意すると声を上げます。明らかに精神状態は良くありません。初めのうちは保健師も、本人のそばで携帯電話の画面を見るなどしていましたが、声が大きくなったりするので、少し離れて聞くようにしました。

通院と今の保健・福祉サービスだけでは服薬管理や生活支援が困難であり、医療的ケア（短期入院）を考えてもらえるようにする必要があると判断しました。精神科医師に本人の生活状況や本人面接をしてもらい、病状悪化がないか、確認し対処方法を検討してもらう必要があります。まずは保健所精神嘱託医の家庭訪問を企画します。本人に明日の訪問時刻を知らせるため訪問します。しかし応答なく、本人に直接会えなかったため、明日午後訪問するため、自宅にいて欲しい旨の手紙を家の中に投函してきます。

翌日、保健所精神科嘱託医師と訪問しましたが不在です。鍵がかかり自宅に入れないので、生活実態が伝わらず、嘱託医に理解してもらえないのではないかと懸念します。少なくとも本人の生活場所が、地域的にハンディがあることは知ってもらえたと思います。

次に主治医に状態悪化の兆候ではないかどうか聞き、今後の対応方法を相談します。地域での見守りだけでは心配な状況になっていることを知ってもらい、治療や生活支援方法を再検討してもらう必要があります。主治医に家庭訪問での本人の生活状況を報告をします。ところが主治医は、畜尿や性的話題は入院時の時と比べれば大したことではないと応えます。主治医からそのように伝えられれば仕方がありません。とりあえず見守り継続ということになりました。

その2週間後に警察署より電話がありました。本人が近所の人に罵声、脅し行為をし、警察要請有り、身柄を保護したとのことです。すぐ駆け付け、警察署で本人と面接しました。そして医療保護入院となりました。警察官通報による医療保護入院で中断しつつも、本人の自宅は地域にあります。地域家庭生活する上での社会的要件が整えば長期入院の必要はありません。この事例も精神障害者の地域生活移行支援で、時間をかけて生活を定着させ、関係職種をまき込んだごく一般的な熟練保健師の援助例でした。地域での生活の自立・自律は容易ではありませんが、あきらめることなく、自宅のある地域での生活継続、社会との交流で、再び生活を支えていくことになります。

いつも同じパターンでご近所トラブルになっている
―地域での生活が継続できるグループホームへの転居へ―

知的障害を有する夫婦は、地域から孤立していました。大声を出して近隣に迷惑をかけているというのです。社会的に受け入れられない行動をしてしまうことがあることは、ありうることとして理解しておくと、落ち着いて対応できます。当事者本人・家族の「どうしたいか・どうありたいか」とプライドにも配慮して、社会から逸脱しないよう、その地域で暮らし続けていけるよう、行動傾向・生活パターンを理解し受け入れていきます。地域での生活が継続できるようになってくると、自信にもなります。そこを支えます。

知的障害を有する夫婦（ともに60歳代）に障害福祉課保健師が対応した事例です。大声を出す等して近隣に迷惑をかけているという理由で、出て行って欲しいと言われていました。

近隣住民とトラブルを起こす夫婦の言い分

過去にも、この夫婦は近隣住民とトラブルを起こし、警察署で事情聴取を受けることが何度

まず当事者夫婦に会いに行く

当事者夫婦の言い分・困り事を聞かないと何も始められない

同じパターンのトラブルは予想・予防できるはず

療育手帳所持者の家庭訪問をしているのですが、ご都合いかがですか

本題ではなく、福祉制度利用者で住所・氏名を把握したとして家庭訪問の約束をする

かありました。そのたびごとに民生委員から、あるいは警察署から電話で障害福祉課としての同席を求められてきました。近隣住民とのトラブルは、例えば夫婦喧嘩で妻が部屋中の物を投げ大声で激しく怒って、近所の人がうるさいと苦情を言ってくるのです。保健師もこの夫婦と関わるようになり、何度か夫婦喧嘩の場面に遭遇しました。確かに激しく怒って、近所の人もかなりうるさかったのだろうと理解しました。

地域住民は説明会の時もそのあとも、この夫婦に地域から出て行って欲しいという姿勢を崩していません。そこを何とかして欲しいとのことですが、保健師は警察署も、保健担当部署も、地域住民の言い分を優先していて、結局、当事者夫婦の困り事は誰も聞けていないことを重視します。当事者夫婦の言い分・困り事を聞かないと何も始められないと判断します。

あと、いつも同じパターンでトラブルになっていることにも気が付きます。ということは周りの配慮があれば、ある程度トラブルは予防できるはずです。それなのに繰り返されているのです。まずは事情聴取に同席して、何が起きているのか状況を保健師自身が把握する必要があります。そのあと家庭訪問に出向き、保健師の家庭訪問を受け入れてもらい、当事者夫婦の言い分を聞けるようにしていくと介入の方向性を定めました。

訪問の事前予約は電話でしました。療育手帳所持者の家庭訪問をしているのですが、ご都合いかがですかと聞くと、簡単に了解されました。家庭訪問時には、当事者夫婦の語りを本人たちのペースで、否定的な言葉・態度は出さないで、肯定的に相槌打ちながら聞くことに徹しました。障害福祉課保健師も、苦情を言ってきている地域住民側の意見に偏っていると思われないよう、地域住民からの「静かにして欲しい」などの要望があったことについては、一切触れ

ませんでした。

自宅の内は整理されており、掃除もなされていました。近所の人たちが言っているほど乱雑な家庭ではなさそうに見受けられました。本人たちの話の中には、訂正したくなるような無理な話もありました。しかし初回訪問では、関係づくりを最優先し話を聞くことに徹し、こちらからの質問は、一番の要望は何ですかだけにしました。

夫婦にとっての一番の要望と嫌なことを聞く

夫婦にとっての一番の要望と嫌なことは何かと問うと、「今の住まいの状況」「悪口言われ、辛く居心地の悪い思いをしていること」を自分たちから話してくれました。「市営住宅の申し込みをしたいので支援して欲しい」とも言います。とりあえず市営住宅等の転居できるかどうか調べて支援します、と応えます。結局は、本人たちも地域住民も、両者ともに転居を要望していたのです。しかし果たして転居が当事者夫婦、地域住民双方にとって望ましいことなのだろうかと思案してしまいました。

転居の相談に市営住宅申込み窓口に行く

市営住宅申込み窓口に案内し、担当者の話を一緒に聞く

話の理解力と書類が書けるかどうか判断する

早速、当事者夫婦が転居の相談目的に市役所の障害福祉課窓口に来ました。市営住宅課窓口に案内し窓口対応に陪席しました。必要書類をもらい、市営住宅課担当者から説明を一緒に聞きます。当事者夫婦は「うん、うん」と説明に応じてはいるのですが、これまで関わってきたときの様子から半分も理解できていないはずだと危惧します。おそらく書類のことも理解しているようには見えません。しかし理解の程度には触れずに、課税証明書や住民票など、必要書

類を取得しなければならないこと、弟に保証人の依頼をする必要があることは、一緒に聞いたことを確認する言い回しで伝えました。

この市営住宅入居支援をきっかけに、夫婦喧嘩の時にも、そのたびごとに障害福祉課に電話が入るようになります。妻は「離婚したい」と電話でまくしたてます。大概3～4種類の内容を順不同に話されて、かなり興奮していて、まずは落ち着いて話ができるようにする必要があります。クールダウンのために、市役所で話をお聞きします…と、来庁を勧めます。

トラブルによる相談のパターンを把握し、次を予測した対応をする

地域住民とのトラブルに対しては、「私たちを犯人にしようとした」と被害妄想的な発言があります。しかも話されている状況と人と、起きている結果が噛みあわない話も多いのです。しかしそこは修正も、筋の通った説明も求めず、話の筋を理解しようとはせず、ただただ聞いている方がよりよいと判断し、うんうんと聞くだけにします。

近所との関係で妻の言い分を聞き穏便に進める

例えば妻から電話で「大家から手紙が届いた。内容が分からない」と相談されます。おそらく当事者夫婦は字が読めないので、読んで欲しいのだろうと推測できます。しかし当事者夫婦は字が読めないとは言わずに、内容が分からないと言ってくるのです。本人たちなりのプライドがあるのです。大家からの手紙を受け取り、3か月以内に出て行って欲しいと書かれた内容を伝えます。近所との関係で妻の言い分をまずは聞きます。ここは穏便に進めるために、「自分たちも出ていくつもりで合意しているが、話が進まないだけだよね」と3人で申し合わせます。

保健師が毅然と応じない態度をとっても、本人たちとの関係性は維持できるとの確信あり

グループホーム入居を決めた後の不安と不満

結局、市営住宅の入居も進まず、就労もワーカーとともに進めてみましたが継続せず、グループホームに入居することになりました。しかし「就労支援のことも、グループホームも気に入らない」「グループホームの印象が暗い・狭いとかの不満」を言ってきました。夫婦の不安な気持ちを理解しつつも、自分たちの責任を他者に転嫁することには、毅然と応じない方がより良いと判断します。そろそろ保健師が毅然とした態度をとっても、本人たちとの関係性は維持できるようになっているはずです。就労支援は妻が希望したからで、市役所が勝手に動いたのではない、グループホーム入居も、相手方に迷惑をかけられても困るから、嫌なら自分たちでなんとかしてもらうしかない、と伝えました。妻は「(夫が) こんなことばかり言ってごめんね」と応じました。

さらに「住所が分からないから、電話工事が来てくれない」「住所変更を市役所でやってほしい」とも言ってきました。まるで住所変更は市役所でやってくれるのが当然という言い方です。また誤解をあたえる表現をしていると保健師は受け止めます。住所はグループホーム職員からのメモを見て、庁舎内の公衆電話より電話するようにと伝えます。そして住所変更は自分たちで行うものであり、自分で行って欲しいと伝えます。

そしたら「今から市役所に行く」と言います。本人たちがすべきことだと伝えると、市役所に来ます。自分たちで、やろうとする能力はあるようでした。もしかしたら自分たちでするべ

自分たちでするべきことなのかどうかが分からなかっただけだったのかもしれないと保健師の認識を修正する

保健師の助言を聞けるように両者の関係性も安定させる

きことなのかどうかが分からなかった、それだけだったのかもしれないと保健師の認識を修正します。市役所に来てくれたので、住所変更の窓口市民課に案内し、担当職員に対応を依頼しました。

社会で生活していくための適切な行動に対する保健師の助言を、ここまで聞けるように両者の関係性も安定してきました。障害福祉課保健師が、相手のプライドに配慮しつつ、言い分を聞くに徹し、助言を聞いてもらえるまでの関係性が築かれたのです。

こうして、本人たち納得のもとグループホームへの転居が実現できました。ここまでの支援経過では、本人たちの生活能力に合わせた意向・プライドへの配慮が中心にあり、当事者夫婦の言い分・困り事を聞かないと何も始められない、まず本人たちに会わないと何も始められないと判断しました。会ってもらえるようにし、会ってもらえたら、次に何かあったら相談を持ち込んでもらえるような関係性をつくりました。

そして社会で生活していくための適切な行動についての、保健師の助言が聞けるところまで両者の関係性も安定してきました。

そうだ人工呼吸器を装着したままで沐浴してみよう
―医療的ケア児の在宅療養支援―

気管切開し、人工呼吸器管理と1日5回の経管栄養が必要な医療的ケア児の在宅療養支援です。家族は児に、ほとんどの時間付き添ったままです。自分たちなりの生活の場に合った方法で介護・育児をしてきています。中には不合理で不適切な方法も見受けられます。しかしまずは介護者・家族による方法を尊重します。介護者・家族による方法が理解できると、彼らなりの価値観、生活観を理解することになります。またできるだけ自分たちでやれるようにも支援します。どうしていったらよいか一緒に考え、助言もし、その過程からも介護・育児への向き合い方についても理解できるようになります。

在宅療養支援に繋がるまで

本児（1歳　男児）は、分娩進行中の胎盤早期剥離で、緊急帝王切開で出生しました。出生時に心拍なく自発呼吸・自発運動も消失し、気管内挿管、蘇生が行われました。その後、出産病院（隣県の大学病院）のＮＩＣＵに入院・経過対応されていました。生後6か月に気管切開し、人工呼吸器管理となって、生後10か月から在宅療養を開始しました。1歳になっても日常生活動作は全面介助で、しかも体重増加に人工呼吸器の重量が加わり移動等がかなり困難です。1日5回の経管栄養、4時間毎の用手排尿が必要で夜間も実施します。そのため母親が付き添う形で児の横で寝ています。

本児の両親は、NICU入院中に移動用のバギー購入をしました。補装具助成制度の紹介・助言を医療ソーシャルワーカー等から受けずに、母が移動に必要と思い購入をしたのです。自分で業者を探して、本児状態にあった仕様でオーダー（50万円）していました。後になって市の補助が受けられるように、3項目（座位装置、車いす、座位保持いす）の補装具助成制度を適用させました。また、関節可動域の維持のためのリハビリテーションも、毎日行うために自分たちもできるようになりたいと、理学療法士から積極的に学んでいたとのことでした。

保健所保健師が関わったのは、父が療育医療申請に来所され、それを契機に母に定期的に電話連絡できるようになってからです。そのときまでは出生届で児の存在を確認していたのですが、出産病院からは個人情報保護のためと何も聞かされず、関わることができないでいました。本児が入院中でも、自宅や地域で準備すること、できること・しなければならないこともあるので焦りも感じていました。

その後病院から保健所に退院・在宅療養を前提に小児看護に対応できる訪問看護ステーションの紹介を求める問い合わせがきました。これでようやく在宅医療支援できるようになったのです。

児の在宅療養を想定して入院中両親と関わる機会を待つ

保健所に訪問看護ステーションの紹介を求める問い合わせ

住所地と保健師とのこれまで共同した活動実績で紹介する事業所を選ぶ

小児看護に対応できる訪問看護ステーションはいくつか思いあたりました。本児の住所地とこれまで保健師との関係ができていることを優先し、地元医療法人在宅サービス部門の訪問看護ステーションが良いのではないかと考え、まずは訪問看護ステーションに事前に紹介する了解をとるため電話連絡しました。小児の訪問看護もできると応えてもらって安堵します。

訪問看護ステーションから本児の様子や療育上の特徴、ケアでの留意事項を問われました。しかし保健師はまだ本児に会えていません。詳細な状況も把握してません。保健所保健師が仲介して伝えられることに、また提供できる情報にも限界がありました。この思いは退院後関わることになる関係機関・職種が、共通して感じている不安です。ここは皆が一堂に会して、出産病院（ＮＩＣＵ）からの対象概要・入院中のサマリーを聞き、本児の情報を共有する必要があると判断しました。

関係機関・職種が児の情報を共有する場を作る

関係機関・職種の共通理解・認識を図り、それぞれがより良いサービスが提供できるようにするために、誰かが言い出し調整しなければ始まりません。ここは保健所主催で実施することに組織として決めました。ケース連絡会の主催は保健所、会場は転院予定先である地元公立病院で開催することに決めます。出産病院（ＮＩＣＵ）から来ていただく医師等の謝金も、保健所で準備して出席を依頼しました。ケース連絡会開催案内に市役所に出向き、市福祉課に福祉サービス支援の可能性も問い合わせました。市役所から地元療育施設にも相談するようにと紹

ケース連絡会開催に係る事務手続きをそつなく終える

人工呼吸器の取り扱いの説明がきっかけで、関わる職種が集まり出会う機会

介され、療育施設に連絡してケース連絡会への出席を依頼しました。

転院予定の地元公立病院でも本人所有の人工呼吸器についての取り扱いに精通していないと聞きます。そのため地元公立病院では本児の受け入れ準備として、院内で呼吸器の勉強会を2回実施する予定にしていました。地元公立病院のスタッフ、訪問看護ステーションの双方からの希望で、次回予定の勉強会に業者から人工呼吸器の取り扱いの説明を受けることにしました。業者より人工呼吸器の取り扱いの説明を聞くときに、保健師・訪問看護ステーション・地元公立病院スタッフに地元公立病院に集まってもらいました。人工呼吸器の取り扱いの説明がきっかけで、関わる職種が集まり互いに出会う機会となったことは好都合でした。これで関係機関・職種の共通理解・認識と交流が図れ、地元公立病院への転院・在宅療育にスムーズに移行できそうです。さらに新しい生活の再構築が図れそうです。

人工呼吸器装着で沐浴に至るまで

まず一緒に取り組んだのが在宅での沐浴実施

在宅で関わる三者で病院内で沐浴を実施する

こうして集まった家族・関係職種が、まず一緒に考え協働して取り組んだのが在宅での沐浴実施でした。地元公立病院に在宅での沐浴実施予定職種が集まりました。この日は病院から招集の連絡を受けました。もともと関係機関・職種を集める企画は保健所保健師が提案していたものでしたが、病院も合意し今度は病院が招集してくれたことで良い流れができてきました。

3人がかりで、バイタルサインをチェックしながら沐浴を実施することにしました。酸素濃度が低下するとチアノーゼを示すこと、手間取っていると体温が低下する可能性があることを

退院後の初回沐浴実施まで、安全で円滑な方法を検討し続ける

そしてアンビューバックを使わない方法がひらめく

沐浴の手順が確立するまで保健所保健師も同行支援

申し合わせました。訪問看護ステーション看護師と相談して、流れを検討しながら役割分担します。人工呼吸器を外してアンビューバックで酸素を送りながら実施することに、専門技術的な配慮と労力が必要であることが分かってきます。児の体重も重く、介助にももっと人手が必要に思えました。一方、気切部の消毒は母が手馴れた感じで手際よく行っていました。自宅に退院しても、気切部の消毒については母親に任せて大丈夫と思えました。

退院日を確認し、初回家庭訪問日と沐浴実施日を母と検討し、物品・手順等の確認をすることを約束します。併せて自宅での沐浴の実施で、安全かつ円滑で、本児に見合った最も良い方法を本児の親と関係職種とともに検討しました。訪問看護ステーション看護師2名、母、保健師の4人でバイタルサインを確認しながら、自宅で初めて沐浴を実施しました。一番の懸案事項であったアンビューバックですが、これを使う方法を止めにして入浴中も人工呼吸器装着したままで実施してみました。人工呼吸器を装着したままで沐浴すると、ルートが顔にぶつかることがあります。そうならないような配置を検討しました。その他の細かな方法も検討と改善を重ね、より早い段階で流れを作っていく必要があります。在宅療育始めたばかりの今の時期、いろいろな方法でやってみていくことが不可欠です。そのため人手もあった方が良いということで、沐浴の手順が確立するまで保健所保健師も訪問し、沐浴実施に併せてしばらく関わることにします。そのことを母親・訪問看護ステーションと申し合わせました。

退院後3週間目、5回目の沐浴実施です。訪問看護ステーション看護師1名、母、保健師の3人で、バイタルサインを確認しながら沐浴を実施しました。慣れてきたためか、3人での実施でも十分安定してきました。皆手馴れてきて、余裕だね！と言葉を交わせました。母親から

は夏に向けて週2回入浴させたいという希望も聞かれました。確かに現在は週1回の沐浴ですが、夏に向けて回数を増やすことも検討する必要があります。

退院後4週間目、6回目の沐浴実施です。訪問看護ステーション看護師1名、ヘルパー、母、保健師の4人で、バイタルサインを確認しながら沐浴を実施しました。この日からヘルパーが支援に加わり、今後は週2回の沐浴です。沐浴剤を入れ、髪の生え際あたりの脂漏の除去、垢擦りも実施し、沐浴時間が少し長くなりましたが、バイタルサインに大きな影響がなかったことを確認します。この後も、このくらいの身体的負荷をかけて入浴しても、大丈夫なのだろうと見通しをつけます。また沐浴の手技も確立され、人員も確保でき、保健師の沐浴支援は次回で最後としても大丈夫そうに思えました。今日からヘルパー来てくれましたし、保健師が居なくても良いかと尋ねると、家族・関係職種から、そろそろ大丈夫であると返事をもらえました。

定著した支援で新たに担い手を確保、保健師は直接支援から引く

退院後4週間目、7回目の沐浴実施です。訪問看護ステーション看護師1名、ヘルパー、母、保健師4人で、バイタルサインを確認しながら沐浴を実施します。手順・手技になれ、安定して沐浴の実施が可能となりました。沐浴前から顔の血色がよく、体温高め沐浴時間を短めにして実施しました。沐浴介助は、十分安全に行えるという確信がもてました。保健師は今回で支援終了することにしました。沐浴の人の確保ができたことと、母親との関係ができたので、この後は電話連絡や訪問で経過を把握しつつ療育支援をしていくことにします。

体重増加に対応できる沐浴方法を検討する

退院後2か月。体重増加とともに本児が大きくなり、沐浴槽での入浴がだんだん大変になってきました。良い方法が無いかと母親から相談を受けます。良い方法が思い浮かばず、他の保健師・関係職種から情報収集して検討したいので、次回訪問時にお伝えすることを約束します。

母が選択した方法を支持する一方、伴う問題点を整理する

その後、母に電話で療育施設利用をどうするか尋ねたとき、療育施設での入浴デイや市町村の訪問入浴サービスも利用できるかどうかも検討してみてはどうかと提案しました。一方母からは、沐浴槽が狭くなったことについては、訪問看護ステーション看護師のアドバイスで四角のプールを利用することにしたと聞きます。お風呂の問題はとりあえず解決できていると推測し、プールであれば、お湯を捨てることが大変になったのではないかと新たな課題の可能性を想定して、あらかじめ対応策を考えます。

退院後3か月。訪問時、四角のプールの実物を初めて見せてもらいます。入浴は週2回四角のプールを使ってうまくやれているが、お湯の出し入れが大変であると、想定通りに母から聞きます。頭を浮き輪で浮かせて入れていて、「楽そう…」な印象です。入浴は新しい方法を取り入れ問題なく実施できていることが確認できました。

医療的ケア児は、年齢とともに身体も成長し体重も重くなります。訪問入浴サービスであれば、ヘルパー、看護師、運転手で対応してもらえるので、お湯の出し入れだけでも、母の負担が軽減するはずです。訪問入浴サービスの利用については、市福祉課に交渉中です。療育施設の入浴デイを利用するとなると、施設までの通所手段も大きな問題になります。改めて在宅療育している医療的ケア児が利用できる社会的資源が少ない、利用が困難という課題が大きいことを認識させられました。困難を一つひとつ解決し、次にまた新しい課題が出てきて、対応策を検討することを繰り返して支援していきます。

生活機能評価から介護予防サービス参加する前に転倒・閉じこもり
―働きづめで燃え尽きるように―

生涯、元気に働いてきて、受診は整形外科くらい。内科に受診するのは風邪をひいたときと、健診のときぐらいの、ほとんど病気したことない人でした。それが腰痛と転倒したことがきっかけで、一気に要介護状態・閉じこもりになっていきました。「楽しみもなく、何もしたいと思わない」と話され、意欲低下がみられます。保健師はこの集落の高齢者にありがちの、当事者本人・家族の中に存在する、要介護状態・閉じこもりのリスクとシナリオを保健師は生活歴を把握していくことで紐解いていきます。

健康チェックリストが関わりの契機

ここでの事例（80歳代女性）は、腰部脊柱管狭窄症、脊椎骨粗しょう症等の老化に伴う疾患のみでしたが、腰痛があってコルセット着用、四点杖使用し、すり足歩行されていました。家族は長男夫婦、孫娘とその夫、ひ孫との6人家族で、夫は50年ほど前に他界されました。

関わりの契機は、健康チェックリストを用いた生活機能の評価を近くの医療機関で受けて、

介護予防・生活支援サービス事業の候補者であることを確認する

生活機能の評価後の急変で対応が後手になるリスクを把握する

他事例との比較で、潜在要因の存在可能性を予測する

介護予防・生活支援サービス事業の候補者に入りました。運動に関する質問項目5つのうちすべてに該当、口腔に関する質問項目3つのうち2つに該当、他、閉じこもりに関する質問項目2つ、認知機能に関する質問項目3つ、うつに関する質問項目5つのうちすべてに該当していました。この市の地域包括支援センターの方針では、介護予防・生活支援サービス事業の候補者がいたら、教室等を検討する前に生活実態調査に訪問する申し合せで、その後で、教室とか保健事業への振り分けをして利用いただくことにしていました。健康チェックリストを用いた生活機能の評価を受けて、地域包括支援センターに情報が回ってくるのは約1か月後です。事務的にいろいろ手続きをしていて、生活実態訪問調査は5か月後となりました。この訪問の後で本人に最も適切な通所型サービスか生活支援サービスを判断して、利用していただくことにしています。

ところが家庭訪問時に、生活機能の評価を受けて2か月後に、室内で転倒したことを聞きます。その後、一度にがっくりとされ腰痛が出現し手足に力が入らなくなり、下肢筋力低下が顕著になっていったとのことでした。既に介護保険制度の予防給付申請の検討もされていました。確かに生活機能の評価から家庭訪問までに、5か月経過していることも課題でしたが、5か月でここまで状態が悪くなることは、これまでの事例と比較しても早すぎます。想定外の急な展開です。この方ならではの、何らかの潜在要因が存在する可能性があると予測しました。

生活状況の中から介護予防を妨げる要因を探る

自分の部屋でできる簡単な運動などを紹介する

できていることを認め支持する

このままでは閉じこもりに

まずは健康チェックリストを用いた生活機能の評価を受けた時の状況を確認します。その後に今までの生活状況について把握します。この方の場合、生活状況の中から介護予防を妨げる可能性のある要因を探る必要があります。家族から、「始まりは室内で転倒して、背中を打撲し、寝込んで体力気力ともに低下した」と聞きます。しかし転倒時には受診しなかったとのことです。その1年前にも自転車で走行中、転倒して倒れて肩を打撲したことがあったそうです。このまま経過も長くなり、閉じこもって動かなかったらADL・IADLが低下し、弊害がでてくる可能性があります。この時の家庭訪問は実態把握調査を目的とした訪問で、調査後総合的な視点にたった援助を検討するためのものでした。しかし少なくともこれ以上、生活機能が低下することを防ぐ必要があります。生活機能低下を防ぐ内容で、その場でできる助言として、とりあえず今できる運動を勧め、自分の部屋でできる簡単な運動などを紹介しました。

本人はこれまでも整形外科には通うことはあっても、内科とか病院にはあまり行きたがらない人であることを家族から聞きます。内科の主治医はいなく、特定健診受診と風邪のときだけ内科受診します。整形外科には定期的に通っていて、腰痛と下肢筋力低下のため4点杖を処方してもらったこと、外来リハビリにも休みがちで通っていたことを聞きます。

今できている生活機能を維持するための、介護予防のための支援です。トイレには自分で歩行していています。これについては認めて褒めます。そして体調の良いときに室内でやれるリハビりを整形外科医から教えてもらうように嫁に伝えます。しかしおそらく本人は家族の言うことは聞かないだろうから、医師から本人に勧めてもらうようにとも嫁に提案します。

併せて精神面での支援も必要です。転倒後寝込んでから、痛みも伴って精神的にも不安定になられたようです。やる気もないし、自分の体のこととか、病気のこととか苦労話しして涙ぐんでいたことを家族から聞きます。長男夫婦が相談して特定健診を受けた内科医師に相談したところ、介護保険認定申請の内容を含めて地域包括支援センターに相談するようにアドバイスされたとのことでしたが、とにかく本人は行きたがらなかったとのことです。

このままでは、閉じこもりに

本人の言い分は、「自分が動けなくなったのだったら、しかたないから行くけれども、今は不要」というので、家族もそのままにしていたのです。このことは家族の人間関係が良好で、本人も認知症がなく自分のことは自分で判断できているので、家族としては本人の意思を尊重したのです。いやがることは勧めないという方針にしていた様です。しかしこのままでは、閉じこもりになります。友達とか、妹さん、お嫁さんに本人との関係で、なんとか受診継続を図れないだろうかと嫁に伝えます。

本人の生活歴から解釈できること

支援拒否の理由を生活歴から把握する

なぜ本人は嫌がるのかについて生活歴から把握し、介護予防に関わる可能性のある要因を明確になるよう探ります。夫を早くに無くして子育て・老親の介護と家業の農業・土方で生計をたててきたこと、今回転倒するまで畑をしていたことを家族から聞きます。このことから転倒

自分が託された
この家を守って
きた人の思いを
推し測る

本人の立場は
「隠居さん」の
意味を推し測る

をきっかけに自信がなくなり、転倒に対する不安感が強くなったとのことです。自分のことは自分でしっかり行う人だったから、それができなくなり、余計に気持ちが沈んでいるのだろうと思うと語る嫁の解釈に納得できます。本人からも「弱くなった」「情けない」「楽しみも特にない」等の言葉を聞きます。これまでの生活において、随分苦労されてきた人だったようです。育児・介護と仕事をずっとやってきて趣味ももたず、仕事をしっかりとやってきた人であると考えられました。しかしそれだけに「弱くなった、情けない」という気持ちが強く出たと考えられます。さらに半年前から畑ができなくなって、徐々に体調悪くし生活機能が低下してきたようです。

20歳代後半で夫を亡くし、この時代の人です。舅と夫の兄弟の世話をし、夫との子どもを育てて、自分の「イエ」の農家を守っていくということは、相当働いてこられたのだと推測できます。そして今は長男夫婦と、さらに孫も嫁取りしてひ孫とも同居しています。自分が守るように託されたこの家をその後三代まできているということは、この家をこれだけ守ってきたということです。本人もご自身の役割を果たしてきて、すっかり荷物を降ろしてしまったのかもしれません。もともと家のことでは何の心配もなかったのですが、仕事という本人にとっての楽しみも、転倒がきっかけで出来なくなりました。

家族の関係性も悪くなく、嫁が本人の介護のために会社を辞めて、本人と孫の面倒をみています。本人の立場は隠居さんです。家に関しては考えて悩むことはなくなり、家族の中で自分だけが身体も弱くなっていきます。その結果、燃え尽きたようになって意欲が低下します。こういう生活歴の人は、この地区には結構おられ、要介護となる方も多いのです。ただこのケースは苦労の度合いも今の家庭の安泰具合も、極端なケースだと思います。その分意欲低下も急速に至ったのでしょう。

本人の生活歴と生活機能低下を地域の課題として捉える

しかし介護が必要な状態・閉じこもりを予防するのに、まだ間に合います。これまでは元気そのもので、内科にも受診しないくらい元気な人で、自分自身の身体と健康に自信をもっている人だったのです。とにかく本人の身体と健康に自信を取り戻してもらう必要があります。自信が回復するように見守りが必要です。少なくとも、家族には介護保険等の外部支援を求めてもらいます。早めに医師の診察をうけ、医師と家族で相談して、介護保険の申請について相談に行くように伝えます。その他のことでの困りごと、家族だけで解決できないときには、いつでも地域包括支援センターに直接連絡してほしいと伝えます。

訪問前に認定調査票から療養生活を把握する

この市では、介護保険認定結果「要支援」に基づく初回訪問は、地域包括支援センター保健師が行います。介護予防の立ち位置で考え、どこまで介護予防できそうか、どのように進めていくか見通しを立てるために、申請後できるだけ早い時期に初回訪問します。その直前に認定調査結果を丁寧に確認して、当事者本人・家族の生活、生活機能、介護状態を把握し、何ができて、何ができないかの全体像を予測イメージします。認定調査票に書かれてあることの療養生活上の意味を読み取り、支援計画の見通しを立てるのです。

介護保険サービス認定にたどりつく

介護保険認定結果に基づく訪問をする

先の事例（80歳代女性）のつづきです。何とか本人から介護保険サービス申請を了解していただき、認定結果を出してもらえるところまできました。今回の家庭訪問は、介護保険認定結果に基づく初回訪問です。地域包括支援センターで関わる前に、介護保険担当課に事前に資料請求をして、認定調査結果を確認するのです。この事例は新規ですので、申し合わせどおり介

事前に認定調査の結果と担当者を確認する

家族の介護力も判断する

支援の方向性を描き方針を立てる

本人・家族に主体的にサービス利用できるようになってもらう

護保険担当課の保健師が認定調査しているかどうかを確認しておきます。

また併せて事前に認定調査結果を確認することで、本人が現在の支援が必要な状況に至った理由と、申請に至るまでの経緯について、家族の介護力も含めて新たに把握できることがあるのです。これまでに関わった事例でもそうでしたが、家族の介護力も改めて把握することで、様々な課題や可能性もでてきます。認定調査結果の確認をするだけで、保健師としての簡単なアセスメントができ、この人に必要な公的サービスとか、インフォーマルなサービスも含めて、支援の方針について整理ができます。その人のケアニーズがある程度明確に描け、家庭訪問時には当事者本人・家族との最初の関わりが容易になります。

介護保険認定結果に基づく初回訪問でのもう一つの目的は、利用者本人・家族が自分達のニーズを自己認識し、主体的にサービス利用ができるようになってもらうことです。介護保険担当課では事前の認定調査で、今回の申請の目的に照らして利用者本人・家族と合意できるところまで申し合わせてくるようにしています。ここまで申し合わせておくと、家族が自分たちで自分の問題点が整理できて、ケアマネジャーに伝えられるようになります。家族自身にどんなケアマネジャーに当たろうとも、揺るがずに自分たちでニーズを伝えられたならば、サービス自体も良いものに積みあがっていくはずです。介護保険サービス利用に対して、家族に主体的な意識を持ってもらえるようにすることは、ケアマネジャーにとっても効率よく進められるようになるはずです。

資料から排泄動作・機能の自立状況を読み取る

認定調査結果の読み取り

認定調査結果の資料から排泄動作・機能の自立状況を読み取ります。トイレはなんとか自分で行かなければならないと思っており、部屋からトイレまで歩いているようです。パット交換に時間がかかること、間に合わなくてパンツを濡らしてしまうこと、自分でパット交換はしている可能性があると、これまでの事例での関わりからも推測できます。ここ数か月で、どんどん悪くなってきています。介護保険認定結果では要支援2でしたが、認定調査結果の内容から介護が必要なレベル、要介護1に近い可能性を予測します。

入浴動作・機能の自立と介護状況

次に入浴動作・機能の自立と介護状況です。本人の気分転換にデイサービス利用ができれば良いと家族は思っている、という記載をみつけます。いちばんの介護負担は入浴介助のようでした。入浴はシャワーで本人はただシャワーチェアに捕まって座っているだけで、嫁が全て洗身しているようです。トイレには自分でいけるけれども、入浴でお嫁さんの手がかかる状況にあるということです。これまで関わった事例を振り返っても、要支援2の方が全介助で洗身されている例はあまりなく、そうだとすると要支援2としては介護の手間がかかっているケースと言えます。ただ本人にできないことはないのに、お嫁さんの思いで入浴介助がなされ、全介

本人の自立より家族がやってあげている可能性を判断する

助となっている可能性も否めません。

この資料から、長男の嫁は介護をやってあげたいと思っていることも読み取れます。本人が「いやだ」と言っても、嫁がやった方が良いという思いで介護されているようです。食事も食べさせてあげていますし、入浴も洗ってあげたほうが早いということで、全部洗ってあげています。嫁はどちらかというと、見守りができないタイプである可能性があるかもしれません。そしてその一方で、嫁の介護の疲労感が高まってきていることも読み取れます。介護が大変で負担になってきたので家族の希望で入浴サービスの利用のために、デイサービスを希望されたのかもしれません。

移動・移乗の動作・機能の自立と介護状況を読み取る

移動・移乗の動作・機能の自立と介護状況については、座位姿勢での動作確認と歩行確認をして、病院の受診のときは車いすを使用しています。自宅では自室からトイレまで四点杖を使って介助なしで歩行できます。廊下の幅が狭いので片方の手で壁につかまり、膝を屈曲させすり足歩行していることを確認しています。車いすへの移乗は嫁の介助が必要ですが、トイレ・ベッド・いすなどへの移乗は周囲につかまり、ゆっくりと介助なしでおこなえるようです。

またこれらのことが違和感なく読み取れたことから、認定調査で生活動作のニーズ把握に必要な情報が整理できていると調査員の能力が評価できました。サービス利用計画として、歩行器貸与、福祉用具購入、住宅改修について、認定調査員の意見も書かれていました。家は新しく段差はないので手摺つけてもあまり意味がなさそうですが、杖だけの歩行では不安定な状態にあります。そのことで家族に住宅改修の提案をしていました。また4点杖を使うのであれば、歩行器の方が良いなど、認定調査の段階でかなり具体的なサービスの提案もなされていました。

認定調査結果の資料を読み取り生活の自立と介護状況を把握して、本人のＡＤＬ・ＩＡＤＬを描き、介護が必要な状態に至った可能性を想定したうえで家庭訪問します。本人に会って、ほぼ訪問前に認定調査結果から読み取り、想定した通りの身体・生活機能であったと確定していきます。とにかく今は、介護予防が目的です。嫁の介助を受けながら、日常生活で自分のできることは自分で行っていること、これをこの後も日常生活動作を自分で毎日行うことによる生活リハビリを継続していくことを勧めます。これまでの人生の労をねぎらい、自信を持っていけるように、できたこと努力していることを認める声かけを意識的・意図的にします。

第6章　関係職種との連携

担当者会議は集まって合意するだけにする

サービス担当者会議は合意形成の「仕上げ」の場にします。会議の場では、当事者本人・家族の意向に最優先で配慮して、関係職種は集まって合意するだけのところまで下準備しておきます。会議に集まってもらうために依頼するところから、それぞれの意見を聞きながら、ケースの説明、解決すべき課題、保健師としてどういう方向で支援していこうとしているか、会議参加者には何のどんなことを担って欲しいか、あらかじめ根回ししておくのです。

どのサービスから推めるかの検討

介護負担の大きい入浴介助からサービス利用をすすめる

内科と整形外科でなじみのある科で受診してもらう

先の事例（80歳代女性）のつづきです。認定調査結果と家族の希望「本人の気分転換のためにも、デイサービス利用ができれば」と、「（おそらく）入浴介助が負担になってきている」ことから、まずはデイサービスの入浴サービス利用を検討することが、より良いと優先度を決めます。また内科受診を嫌がりますが、整形外科のリハビリならば継続してきた人であることから、医療サービスよりもデイサービスの方が本人に受け入れてもらえる可能性が高いと見通し

介護保険で自己負担発生日からサービス開始日→担当者会議の日程を決める

を立てます。訪問して、当初のデイサービスの利用という方針が固まったら、来月月始めから利用すると自己負担発生のしくみからも、うまく進められそうだと計画します。そうだとすると、サービス担当者会議は今月下旬に設定するのがより良いとなります。介護サービスの適応可能性と、より効率的で有効な提供方法の進めかたを検討するのです。

この地域の「嫁の行動パターン」から何が起きていたか推測する

　介護保険申請での最優先事項である入浴介助の状態について、詳細に確認していきます。まず本人はお風呂の中では目が離せない状況です。お風呂の中での起居動作をそばにいて管理していかなければならない状況にあったようです。嫁にとっては目が離せなかったのですが、だからといってそこで見守っていたら時間もかかります。その結果、本人には座っていてもらって短時間で洗ってあげるということになっていったようです。これまで関わったこの地域の家庭では、どこ家の嫁もそうだろうし、見ていられなくて洗ってあげることになってしまうのが普通の流れでした。本人は手に力が入らなくて、なぜていただけで十分洗えていませんでした。要支援2にも関わらず、嫁がお風呂の中で全部洗っておられたということは、そうせざるを得ない状況にあったのだと思われます。その結果、嫁の中で入浴介助自体が負担・疲労となり、嫁・家族の希望でデイサービスの利用目的で介護保険申請があがってきたと捉えてよいと思います。

関わりの回数を重ねて、その家族の価値観・行動パターンを把握する

　家庭訪問時に、本人と嫁の人間関係を捉えようと、会話や相互の関わり動作にも注意を向けます。次第に、嫁・家族は、無理やり外やサービス提供施設に連れていくというのではなく、本人に納得してもらって連れていく人たちであることが分かってきます。嫁・家族が、本人の意思を尊重した関わりをされていてのデイサービス希望による介護保険申請ということで、入浴サービスが本人・家族のニーズに見合った形で提供できるように検討していきます。併せて

本人の希望・特徴を個別に配慮しサービス提供方針にかかげている事業所を選ぶ

本人・家族のニーズに見合ったサービスを保健師の認識から探す

本人の活動量が上昇すること、家族以外の方との交流・コミュニケーションを図ることも優先事項にあげて検討します。ここで医療サービスよりもデイサービスの方が良いと、訪問前に判断したところに立ち返ります。そうすると本人の希望・特徴を個別に配慮してくれること、それをサービス提供方針にかかげている居宅サービス事業所の方がより良いということになりました。大きなお風呂があって、複数で入る入浴サービスの居宅サービス事業所は避けた方がよさそうです。

介護保険申請時の希望であるデイサービスでの入浴サービスで、より本人・家族のニーズに見合ったものを選択決定していきます。そのために地域に存在するサービス提供資源内容を情報収集しながら検討していきます。より本人・家族のニーズに見合ったデイサービスとして、保健師の記憶の中から夜は接骨院を営む小規模デイサービスをしているところが市内にあることを思い出します。この小規模デイサービスの立地がこの人が住んでいる地域に近く、同じ小学校区内にあるのです。本人の生活の場に近い居宅サービス事業所であれば、知っている人も通っている可能性もあり、規模も大きくないことから家族以外の人と交流するという目的もはかられそうです。お風呂も一人用の家庭用浴槽しかなく、あとは特殊入浴用のお風呂も一人用しか置いていなかったです。

本人は整形外科であれば受診・通院されていて、痛み止め注射や暖めてもらうことは受け入れていて、リハビリにも通っています。接骨院も営む小規模デイサービスであれば、本人も利用することを前向きに考えてくれるのではないかと判断しました。本人の生活の場に近いこと、一人用の家庭用お風呂のあること、接骨院が経営していること、この3つが判断根拠となって

その地域住民が選択するサービスを把握し適用させる

想定外の対応が受け入れられ、それまでの固定概念を修正する

小規模デイサービスを提案することにしました。

介護保険制度が始まる前のデイサービスでの入浴サービスは、大きなお風呂に流れ作業で入浴介助するのが当たり前でした。この地域では、大きなお風呂のデイサービスは人気がなく、利用者が減ってきています。新規の介護保険サービス利用者は、大きいお風呂の事業所は選択しない傾向があります。このような同じ地域住民が選択する傾向から、この事例の方も自分だけで入るお風呂の方がより良いのだろうと、より本人・家族のニーズに見合ったものとして選択決定していきました。保健師自身も、自分が利用することを考えると同じ選択をすると思いました。

実は、接骨院は一人用のお風呂しか作れなかったのです。接骨院がデイサービスを開くと申請されたとき、最初はお風呂が無かったのです。それで市の担当課の立場でお風呂が無いデイサービスは認定しがたいと伝えた結果、普通の一人用家庭用のシステムバスを入れたのです。このような経緯は、この市の保健師の立場だからこそ把握していることです。はじめ市の担当課としても、デイサービスのお風呂が一人用家庭用であることは想定外だったとのことでした。しかし利用者たちは、お風呂が一人ひとりだということに喜んでくれたのです。皆で大きなお風呂に入るのは、元気なときは楽しいかもしれませんが、人の世話になるようになると、自分のペースで入浴したいものです。この当たり前のことに気づくことができました。個々人の生活様式に対応できるサービスが、多くの住民から受け入れられるのです。個浴が個人の尊厳に配慮した入浴の方法であるはずなのに、保健師自身も入浴介助すなわち大きい風呂という固定観念にとらわれていたのです。改めて気づいたとのことでした。

小規模デイサービスでは、週1~2回の利用でも顔見知りになる

この接骨院のあとから開設しているデイサービスの施設では、お風呂のために広いスペースを作ったとしても、一人用のお風呂タブを置いて、間仕切りで仕切って使っているそうです。そのときからは保健師も介護保険利用者たちからの意見を意識的に把握しています。新規に介護認定された人たちに、どちらが良いかとたずねると、たいがい小規模のデイサービスを希望されます。どのデイサービスが良いか分からない人も、2種類見学すると、たいがい小規模のデイサービスを希望します。さらに小規模デイサービスでは、週1~2回の利用であっても顔見知りになるし、同じ病気の人とでは仲間意識ができてきています。小規模デイサービスでは、職員も少なくローテーションも組めないため、職員のことも覚えられるし、職員にも理解してもらえ益々居心地がよくなるという良い循環になっていきます。

本人・家族のニーズに見合ったサービスを提案できる見通しをたて家庭訪問する

担当者会議までの「根回し」的合意形成する

このように、より本人・家族のニーズに見合ったサービスの選択で、さまざまな可能性を想定し、提案できるように見通しをたてたうえで家庭訪問します。家族はデイサービスの入浴サービス利用を希望して、介護保険申請したことを確認します。これまでは、浴槽の出入り・洗身を嫁に介助してもらい、週1回程度入浴しているとのことでした。認定調査時と変わらず、嫁の入浴介助の負担が大きいことが理解できました。定期的に安全に入浴できる機会を提供するためにも、家族が希望するとおりデイサービスを利用するのがよりよいと判断し、自宅からも近い小規模デイサービスがあることを本人・家族に伝えます。

外出は週1回の受診のみであり、家族が外出に誘っても断っていることも聞きます。最近は友人の来訪も少なくなり他者との交流もほとんどないこと、日中は自宅でソファーに座って過ごしているとのことです。意欲の低下も見られることから、安全に外出する機会と場を持ってもらう必要があります。本人の外出する意欲が持てない気持ちにも配慮できる通所サービスの利用、つまり小規模で、自分の時間を大切にしてくれるデイサービスを紹介することに間違いはなさそうです。外出に消極的な気持ちに配慮しつつ、受診以外で外出・家族以外の者との交流ができる機会・場をつくることです。サービスの利用であっても、本人、受診以外の外出はなく、初めての経験に緊張や不安があるはずです。体調の変化に注意し、無理をしないようにとだけ本人・家族に伝えます。

家族に担って欲しいことを伝えておく

本人は、家族からの言葉はあまり聞き入れない所があるとのことです。良い意味で自分をしっかりと持ち、ここまで「イエ」を守ってきてやり遂げた人だったから、家族も本人の嫌がることは勧めないようにしているようでした。こうした本人の意思を尊重してきた経緯があったとのことでした。ここは他人であるお嫁さんだから客観的にもみることができて、本人の意思を尊重した関わりができていると評価できました。本人のこれまでのがんばりと意思を尊重した生活を支援的に関わること、これを家族が実施されてきていること、これを継続して欲しいこと、本人の様子を見ながら畑や自宅周辺の散歩などの外出に誘うようにと家族に伝えます。

一方で、介護保険提供側のデイサービス職員とも、外出に消極的であるという本人の特性を共通の認識として関われるようにする必要があります。デイサービスを利用したときに安定した歩行ができるよう、本人に合った下肢筋力の維持向上のための運動を提供してもらえるとさ

デイサービス職員に本人の性格を伝え、下肢のリハビリもお願いしておく

日程調整しながら福祉用具の試用・試行を検討する

らに良いです。初回家庭訪問で本人・家族の生活・介護状況、今後の方向性と希望も確認し、訪問前に認定調査結果を確認しながら見通しを立ててきた通り、デイサービスは月始めから使えるように設定するとより良いと判断します。そのためにサービス担当者会議の日程を調整し、その会議が効率よく有効に進められるよう、サービス内容を調整していくこととします。この日の担当者会議で主要なサービスの全体についての合意が得られるように、サービス内容と提供方法の実現可能性について内諾をとっておくのです。

サービス利用の日程調整での合意をとり、福祉用具も必要となれば試用・試行を検討することにしました。サービス担当者会議に向けて、福祉用具利用の実現可能性について検討しておきます。例えば夜用のポータブルトイレも、地域包括支援センターより物品貸し出しして、担当者会議までに試用しておきます。

サービス担当者会議ではまず、この事例のデイサービス利用の目的は、一番は入浴、次に閉じこもり予防と活動量を高める、家族以外の人とのコミュニケーションを図ることを申し合わせます。そしてこれらを個別性に対応できるように、小規模なデイサービスを利用できるようにするという方向性を提案します。その結果、サービス担当者会議でまずは週1回デイサービスから始めると合意します。

この事例も〝元に戻す〟ことはできなかったとのことでした。まず家族の状況が変化しました。「ひ孫がもうひとりふえるのでデイの回数を増やすか、ショートの利用を考えたい」と相談されます。保健師がこれまで関わった事例から、サービスを増やすことは容易だが、必要性がなくなってもそのまま利用し続けると、介護が必要な状態をそのまま続けることになり、本人の身体機能が低下する恐れがあります。サービスの必要性が無くなったときには、必ず減らしていくことが大事と約束して増やしたのですが、半年後、要介護3となり、地域包括支援センター保健師は、制度の枠があり担当から離れることになりました。

お父さんはこの子そっくりで
―就学後のフォローも見すえての関わり―

三歳児健診で発達障害を危惧した児に対して、就学に向けて本児が安心・安全な家庭生活・保育園生活を営むことができることを主目的に支援した援助事例です。市保健師は児の状況、両親・養育者の困り感に合わせて、より専門的な職種からの助言・支援も得ながら検討していきます。言語能力、運動能力、社会性などの発達を関係職種・多職種のチームで確認共有して、それぞれの専門的観点から診断や治療、相談、早期支援が行われました。

三歳児健診で要観察

母からの関わりにくさの訴えで二次健診の対象とする

本児（5歳　女）は後に広汎性発達障害と診断されるのですが、三歳児健診の時に対人関係・コミュニケーションが取りにくく、場面適応が苦手、チックもあり要観察となりました。両親は、会社員の父と主婦の母（両親30歳代前半同年齢）です。

三歳児健康診査で二語文は言えるのですが、保健師から、お名前・色を聞いても答えず、視線をそらします。着席はしているのですが、身体を動かし耳をふさいでいます。母は「非常に

新生児訪問は委嘱していた助産師ではなく地区担当保健師に訪問してもらう

憶病、かんしゃくをおこすと手がつけられない」と話します。母から関わりにくさが伝えられたことから、すぐ二次健診で対応することになりました。

まずはこれまでのことを母から聞き取ります。母は本児のことが心配ですが、あと2週間で下の子が産まれる予定であると聞きます。出産を間近に控えている状況で、二次健診にくるのは難しい。ならば第2子の新生児訪問のときに、併せて本児の家庭内での様子も把握できると判断します。この市では、新生児訪問は助産師に依頼していましたが、地区担当保健師に訪問してもらうことにします。さらに2か月後から就園が決まっていることから、入園後には幼稚園での様子も見せてもらいますねと伝えて、この日の三歳児健康診査を終えました。

三歳児健康診査でこの状態であれば、1歳6か月児健診で何もなかったはずがないと思い健診記録を確認します。1歳6か月児健診の問診票には、母よくイライラしている、育て方が分からない等、また児の発達の事項にもチェックがついていました。この時点で母が不安定なこと、児の発達の遅れが十分表現されていたことを確認しました。この日臨床心理士の個別相談も受けていたのに、なぜかその相談記録が見当たりません。本来ならば、1歳6か月児健診の段階でフォローを入れるべき事例だったが判断を間違えていたことになります。当時どのような体制で1歳6か月児健診をやっていたのか分かりませんが、恐らく対応した保健師はお母さんが不安定まで聞き取りして終わってしまったようでした。

訪問日が決まる前に幼稚園から相談の電話が入る

第2子の出生連絡票が届いたので、電話で新生児訪問の都合を聞きます。その時に本児の様子と母がどう過ごしているのかと尋ねます。母は児2人ともに実家で過ごしていました。本児の対応は変わらず大変でしたが、祖父母がいるので大丈夫とのことで、第2子・母自身の体調も順調であると聞きます。しばらく実家で過ごすので、本児が幼稚園入園後に新生児訪問を希望したいとのことでした。母は今のところ実家家族の協力があり何とかなっているようで、訪問日は母の希望に沿うことにしました。ただ2か月後になるので、それまで何かあれば連絡が欲しいと伝えます。

里帰り中の様子を把握する

2か月後再び、電話で新生児訪問の都合を聞きます。今は自宅に戻って、何とかなっているとのことでした。「今週末入園式なので訪問はその後が良い」と言います。この回答から大丈夫と言っていても、おそらく母は大変なのだと推測できました。早めに母と再び会えるようにと焦りはありましたが、入園式が終わり落ち着いてから新生児訪問することにして、2週間後に訪問すると約束しました。

上の子の入園式準備に配慮して訪問日を決める

しかしその前に幼稚園の園長から電話が入ります。先週末の入園式で本児、視線合わない、落ち着きなく着席していられない、母も大変そうで涙みせていたが、手も出ていたとのことでした。出産と就園と重なっていたので訪問の機会を待っていたのですが、幼稚園の園長から電話が来て想定通り大変な状況だったのだと確信します。園長からは保健師からの積極的な支援

幼稚園の園長から見た本児の様子を把握する

を願いたいと依頼されます。後手に回った感じもありますが、緊急性も共有できここから本格的に動き始めようと心が決まります。園長に来週新生児訪問を予定していることと、今後も連携して対応していきたいと依頼します。

しっかり観察するため助産師と訪問する

保健師は新生児訪問を委託している助産師とともに家庭訪問しました。助産師に第2子を診て母とやりとりしてもらっている間、保健師は本児と遊ぶためです。発音は不明瞭で視線は合わず、同じ遊びを繰り返します。保健師が母と話始めると、照明を消しカーテンを閉め騒ぎだし、ラックに寝ている第2子の胸をおします。母は、言葉の遅れ、関わりにくさ、かんしゃく、こだわり等心配しており、どう対応していいかわからず、「つらい」と流涙されます。父にも話を聞いてもらえていないとのことでした。

ここまでで保健師がまとめた対応方針は、①本児の全体的な発達の状況を評価し、必要な支援について専門家の指示を受ける必要がある、②家族や幼稚園等、児への適切な関わり方についてのアドバイスする必要がある、③その前に、母の精神的フォローが必要である、でした。そして①の専門家の指示を受けるために、三歳児健診の時にも紹介した二次健診と療育機関を紹介し、受診日と療育機関見学の希望を母にききました。

療育機関の見学から通園へ

このタイミングで通園を決めることのメリットデメリットを判断する

療育機関見学時の母と児の様子を観察する

通園することになったと幼稚園園長に連絡する

幼稚園での本児の様子も観察する

まず療育機関の見学に母に同行します。本児は母から離れられず、見学終了後、動き出しそうでした。療育機関園長からのアドバイスを聞いた後、母は流涙し「ここを利用したい」と応えます。父と相談しなくても大丈夫かと聞くと、父に見学のこと話したが何も言わず、利用に関しても何も言わないため大丈夫と応えます。保健師としては、より専門的な対応ができる療育機関で対応してもらえ、このあとも児の発達を促し児への具体的な関わり方を支援していけると、可能性を感じます。それよりも療育を開始することで、ここを利用することが母の精神的支援になりうるとも期待できました。あとはタイミングを見て父の理解を得られるようにすることです。その支援方針で二次健診受診の調整においては、可能であれば父にも同席してもらえるよう提案してみます。

療育機関見学時の母と本児の様子は、幼稚園長に電話にて伝えます。今後のサポート体制構成員の一人ですから、その都度情報共有を図ることにします。幼稚園長に状況を伝えると、園では本児が離席・離室しても担任を複数配置しているため対応可能であると聞きます。

そして療育機関園長と幼稚園に行って本児を観察します。離席も少なくなり落ち着いてきているとのことでしたが、友達との関係は取りにくそうでした。療育機関園長から関わり方のアドバイスを幼稚園の園長と一緒に聞きました。

二次健診では臨床心理士から、運動・社会性の遅れが目立ち、危険行為ありと、医師からは広汎性発達障害の診断名と1年後再評価しOTリハビリについて検討すると聞きます。リハビリと言われても、第2子が小さいため利用は困難だろうと危惧しましたが、母からは「いろいろ聞けてよかった」と話してくれました。父とも話し合いができたようで、「ママが安心するなら」と療育機関の利用を賛成してくれたとのことでした。母は各専門のスタッフと話ができたためか、表情がこれまでより落ち着いた感じになっていました。

五歳児健診を受けてもらう

それから3か月後、第2子の9か月健診で母と会い療育機関通園後の本児（4歳5か月）の様子を聞きます。療育機関には慣れるまで母と一緒の母子通園でしたが、慣れてくるにしたがって母子分離になり、今は子どもだけの療育に喜んで行っていることを聞きます。母の話し方から、療育の次のステップに進めたというところで安堵していました。そうは言っても「休日3人でいるとイライラする」ため、漢方を処方してもらい少し落ち着いたという話も聞きます。母の表情は確かに良くなってきましたが疲れ気味でもあり、母への支援が必要であることは明白でした。しかし日中一時支援について紹介しましたが、実家の支援があるので大丈夫と応えます。この母の話は療育機関園長に連絡し療育中の母への支援を依頼します。

6か月後、再び療育機関園長と幼稚園に行って本児（4歳10か月）を観察します。かなり落ち着いてきていました。「コミュニケーションは難しく幼稚園では個別対応しているようでした。本児には市が実施する五歳児健康診査を受けてもらって、具体的な支援方針を検討していくの

母の困り感、児の様子から再評価をすすめる

家族間の関係性から母の困り感を再解釈する

がより良いと判断しました。

第2子の1歳6か月健診で母と会い母の困り感を把握した後、次の支援として五歳児健康診査を受けてみたらどうかと切り出します。母の話では幼稚園では自己表現ができず友達との遊びは難しい、逆に家では母が少し注意すると、激しく「ママ嫌い」と言うのだそうです。虫が好きで休日はパパと虫取りにいっています。母に困り感を聞くと療育機関で相談できるため大丈夫と応えられますが、やはり支援の必要性は高いです。方針通り五歳児健康診査を紹介し受けてもらうことにしました。

五歳児健診では担当臨床心理士が入ります。そこに保健師、療育機関園長、母が同席する形です。児は不安そうな表情で、個別指示があれば制作に取り組み、ゲームするときは笑顔がありました。本児に笑顔があると母の表情も安堵します。その後、本児への関わり方について、担当臨床心理士、療育機関園長からのアドバイスを聞きました。制作能力と心理検査にて発達の再評価が必要なことも伝えられました。母からは再評価の了解を得られました。

ところが再評価の時になると、本児は会場でゴロゴロするだけで指示が入りませんでした。その場の担当は作業療法士でしたが、母が作業療法士との会話の中で「児の目つきが気になる」「イライラして、つい怒ってしまう」と話しているのを保健師は耳にします。

再評価終了後に保健師は母に声をかけます。母は涙目で、「児とのコミュニケーションも取りにくく、ついイライラする」「父親も児とそっくりで、自分の気持ちは分かってもらえない」と話します。このとき保健師の中で父母の関係がつながりました。「お父さんはこの子そっくりで」と、これまでバラバラだった家族の情報が、この言葉に集約されました。本児1か月健

診のときから、母から「夫の協力がない」「夫との会話が少ない」のチェックは入っていたこと、母が第2子出産のときもこのことを言っており、ずっと不安な気持ちには変わらなかったと推測できました。本児と父は似ているタイプで、父との感情のやり取りはできず、母の不安とかも受け止めてもらえなかったのかもしれなかったのです。

父と虫捕りに行く本児との関係は悪くなさそう

　しかし虫捕りに行くなど、父と本児との関係は悪くなさそうでした。父がやってくれていることを母が認識できないか、あるいは分かっているけど、自分の不安な気持ちを父に支えてもらえてないという思いの方が強いのか。母が父と本児との関係を認識できるまで時間がかかりそうです。母と本児には少なくとも今後の見通しが持てるようになるまで支援が必要です。

就学に向けた関わり

　母には、当面は就学に向けた関わりを目標に置くことを提案します。そのための支援が受けられるよう、また提供体制も整備できるようにする必要があります。具体策として、学校教育課相談員との相談を提案しました。学校教育課相談員からは就学に向けた準備、就学後のフォローときめ細かい支援が受けられることを説明しました。本児はこれまでも確実に成長してきているので、就学まで1年あることですし、この1年でまた成長するよねと、この後の面談の予定等を確認しました。

　児の健康と発達を総合的にチェックし、両親・養育者の気持ちを把握し、より専門スタッフの支援が受けられるようにします。必要に応じた支援を提供します。また両親・養育者のニーズを療育機関スタッフに伝え連携を図るなど、児の発達上の課題と受け止め方を多職種の専門スタッフと共有し、評価とアドバイスの方法も検討していました。本児自身のことは療育機関でしっかり成長を支えてくださっているし、幼稚園のほうでもサポートの先生がついてくださっています。幼稚園と療育機関のつながりもできているし、保健師も間に入って三者で支援する体制もできてきました。学校教育課相談員からの就学後のフォローも視野に入れた関わりが必要です。

あとは強いて言えば、下の子も発達障害の疑いを視野に入れて、予防的に観察し、できたら早めに対応できるよう健診で関わっていくことです。下の子の育てにくさが生じる可能性も視野に入れて、でも、今のところは下のお子さんは大丈夫と判断します。

なんか困っている人いるみたいよ
―ごみ屋敷から生活保護担当課の転居命令で1戸建てのアパートに―

ごみ屋敷に住む経済的困窮高齢者への支援です。地域包括支援センターが地域で定着してからは、高齢者のことは生活保護担当課ではなく、地域包括支援センターに持ち込まれることが多くなりました。市の保健師はこの年、地域包括支援センターから健康増進課に異動になっていましたが、この保健師と面識があった民生委員が連絡しにきてくれました。民生委員から困っている住民の連絡があれば、担当外でも市職員として受け付け対応することが肝要です。地域包括支援センターの担当者とは、日常的に連絡もとりあい連携体制のもと業務にあたっていました。この事例に対しても、同行家庭訪問から始めます。

担当外でも受け付け対応する

民生委員からの連絡で訪問する

いわゆるごみ屋敷に住む事例（60歳代前半　男性）に初めて会ったときの市保健師の所属は、健康増進課でした。顔見知りの民生委員から、なんか困っている人いるみたいよ、と連絡くださったのです。住まいは、社宅跡地を借りて独居でした。家主の対応に腹をたて、それから家賃を払っていないそうです。左官業で仕事している時は月10万円の収入がありましたが、60歳で定年になりました。隣県に兄がいますが、連絡はとっていません。喧嘩したとのことです。

まずは様子を見に家庭訪問しました。そしたら本当のごみ屋敷で、床も抜けている状態です。土足で「入って良いよね」というようなお家に入れてもらいました。薄暗い奥に、本人がごみの中で寝ているのが見えました。「そこ、床、底抜けているから気付けろよ」と声をかけられました。実は本人、呼吸苦がひどくて動けなくなっていたのです。すごく劣悪な生活環境にいることだけを確認し、今日はここで終えるしかないと判断して戻りました。

ごみ屋敷で呼吸苦がひどく動けない

ほぼ同時期に、診療所看護師からも連絡・相談が入りました。膝の痛みがあり受診し痛み止めと抗生剤を処方されたが、所持金が無く薬をもらえなかったのではないか気になったとのことでした。何でも本人は昨年から仕事をしておらず、仕事をさがしているがなかなかみつからず、生活保護の相談に行ったりしているとのことでした。

民生委員・診療所看護師から連絡を受けたことから、市役所内の福祉担当課に適切に対応してもらえるように連絡します。まず市民生活担当課に確認すると、先月市役所に来所し生活保護の相談があった、とのことでした。担当者は、生活保護の相談は生活保護担当課で対応している、と伝えたとのことでした。他にも担当民生委員、地元社会福祉協議会も相談窓口として紹介したとのことでした。

生活保護担当課、民生委員、社会福祉協議会も相談窓口として紹介されたことを確認する

社会福祉協議会による支援

それを受けて、地元社会福祉協議会担当者に電話連絡して本人情報を聞きます。担当者からは今朝も本人来ていて今から生活保護担当課へ相談に行くと話していた、先月から食材支援実施していること、咳込んで夜眠れない等話していたと聞きます。働く能力はあるが仕事がなく、担当民生委員もまめに訪問してくれており、お米も寄付する等支援してくれているとのことでした。食材支援は先月下旬に実施、1か月分の食料を渡してあるのですが、「3日前に受診したが、所持金がなく薬をもらっていない」と言っていたとのことで、診療所看護師が心配していたとおりの状況になっていました。もともと健康そうな方でしたが最近夜眠れないと話したり、咳込んだりするのを見ると体調面の悪化が気になるとのことでした。本人に関わった支援者は皆同じ心配をしていました。

本人に関わった支援者が心配していることは同じであると判断する

生活保護担当課との協働支援

生活保護担当課に電話をすると、本人は先ほど生活保護担当課に来庁し担当ワーカーが対応し帰ったところで、担当ワーカーは本人に薬局で薬をもらえないか相談するよう伝えたとのことでした。さっそく生活保護担当課ワーカーに、民生委員、診療所看護師、地元社会福祉協議会担当者から得た本人情報を伝えます。

民生委員・診療所看護師に支援経過を報告する

無料低額診療制度、社会福祉協議会の食材支援利用状況を確認する

そしてこの事例の情報提供してくれた民生委員に電話して、市役所としての対応状況を報告し、この後も協力くださるようにお礼を伝えます。民生委員はやせてきていて心配していると話し、最近胃痛のため夜眠れないと話しており、受診するよう伝えたとのことでした。情報提供してくれた診療所看護師にも電話で報告しました。

その後2～3日おいて、生活保護担当課課長に会いに行きます。生活保護担当課と保健師それぞれが持つ本人情報を共有し、この後の支援で協働できるようにするためです。課長からは本人先週・先々週生活保護担当課に相談に来ていることを聞きます。先々週病院受診し無料低額診療制度を申込み、薬（胃薬）も処方されたこと、社会福祉協議会の食材支援を2回受けたこと、胃痛と咳も治らないと話すため、再度受診するよう伝えたことを聞きます。そして本人は市の健診も受診したいと話したため、健康増進課を案内しその日保健センターで健診開催しており受診したとのことでした。この話を聞いて健康増進課所属の保健師としては動きやすくなりました。この後は健診の結果を確認しさえすれば、必要な生活支援へと展開できるからです。

肺炎で入院をきっかけに転居してもらう

ところが5日後、民生委員から本人、一昨日救急搬送で入院となったと連絡が入ります。地元社会福祉協議会担当者が同乗し、民生委員も病院に行ったが感染症が疑われ面会できなかったとのことでした。検査の結果、肺が真っ白で結核が疑われたものの単純な肺炎だったそうで

した。

したがってすぐに退院するのですが、また具合悪くなり2回ぐらい肺炎で入院されます。入院すると抗菌剤を使い落ち着かせて退院させられるのですが、自宅の環境があまりにも劣悪過ぎて肺炎になるだろうことは明らかです。主治医からは、絶対そこに何か菌がいる、転居したほうがいいという主治医のアドバイスが決め手になりました。

転居したほうがいいという主治医のアドバイス

1か月後、生活保護受給決定したと地域包括支援センターから連絡を受けます。社会福祉協議会には担当民生委員から連絡がいくことを確認します。民生委員の支援でなんとか生活保護受給できるようになったことを高く評価して、この後の支援での多職種連携・役割分担方法について検討します。

生活保護受給決定後、職種間連携を調整する

ここで保健師のこれまでの経験から次のことが考えられます。すなわち、①劣悪な環境があった場合には、生活保護担当課で転居命令が出せる、②転居命令では転居してくださいという形で転居費用は生活保護費で出してもらえる、ことです。主治医のアドバイスもあり、この家での生活は無理だということで生活保護担当課に転居命令を出してもらいます。転居前の家はごみも含めて地主が片付け、取り壊すしかないということになります。しかも本人、荷物も少ないので梱包も自分でされ、手に持って1戸建ての普通のアパートに移られました。

生活保護担当課で転居命令

転居後の生活状況と肺炎発症状況を把握するため家庭訪問すると、ここでは全く肺炎も起こさず、元気に過ごしているようでした。ごみの管理も自分でやり、身なりも普通になっています。独居でできるときはできるけれども、一つ崩れるとがたがたと生活の全部が崩れてしまっていたのだろうと推測します。

転居してもらった後の評価のため訪問する

この事例の市保健師は、生活保護担当者と一緒に仕事するようになって、生活を保護するということの奥深さが分かってきたと振り返ります。生活保護の仕事にも哲学があり、保健師の仕事に対する信念とのズレからよくせめぎ合いになり、それが良かったりもして、結果、当事者への支援で協働できるようになっているとのことでした。生活保護担当者が考える限界と保健師が考える限界とも、微妙に違う感じがします。同様に、障害福祉、社会福祉の人と一緒に仕事するといろいろなやり方・捉え方ができることが分かってきたそうです。

保健師はどちらかというと手を出し過ぎてしまい、このままだとまずい、命、守らなくてはとなります。当初生活保護担当者から、保健師がまた事例を連れてきたとみられていたようでしたが、保健師が判断して持ってきたケースだったら、保護が必要なのだろうと理解してもらえるようになりました。生活保護担当者にも保健師が判断する支援の必要性を理解してもらい、必要な人に必要な支援を提供してもらえるようになってきたのです。つまりお互い自分たちができることと限界と、哲学と使命感をきちんと理解し合えてきたのかなぁと振り返ります。

第7章　保健事業や福祉サービスへの適用

もう一回頼んでみようよ。必ず来てくれるよ
―関わりの未熟な両親への支援―

妊娠・出産・育児のときは、正常な過程を辿っていたとしても、周りからの支援が足りないと母子と家族は危機に陥ります。父の育児の担い方、祖父母からの支援、経済状況など、出産直後の育児生活が営めるかどうかに直接影響します。多くの場合、子どもの気になる行動・発達の遅れとして表出します。逆に少しの支援で、解決に向かうこともあります。保健師は父母に、子どもへの声のかけ方、褒め方、目線を合わせた話し方から伝えていきます。出産直後に祖父母からの支援を受けるための依頼方法を伝え後押しし、年末年始等の連休中の家事・育児協力体制もどうするつもりなのかと確認していきます。1回では伝わらないことが多く、父母の理解と受け止め方を見ながら繰り返し伝えます。

親子遊びの教室で定期的に出会う

市保健師が精神遅滞と広汎性発達障害が疑われた本児（3歳　女児）に出会ったのは親子遊びの教室です。第2子妊娠届出で保健センター来所した母に勧めたところ、来所してくれたの

です。母子健康手帳交付時の妊婦健康相談で、金銭面での不安があり、とにかく生活苦で父（20歳代前半）は派遣社員で平日日中は工場勤務、土日はコンビニのアルバイトとダブルワークをして、母（20歳代前半）はファーストフード店の深夜アルバイトで生計を立てていることを把握しました。

過去の記録をとり出して課題を明確にする

そして家族構成を確認すると、第一子は3歳未満です。父母の生活スタイルは、3歳未満の子どもを育てている家庭ではありえないと危惧します。何とか家庭訪問をさせてもらい、詳細な家庭環境を把握する必要があります。すぐに地区担当保健師と一緒に、過去の記録を探して出してみると、これまでの健診結果等から発達が危惧されていた児でした。

また母については、もともと心配性不安症で、高校生のときから何でも心配に思ってきて、本児を産んだときもどうにもならなくなり、みかねた実母が手伝いに来ていました。それでも「もう見てられない」と言って、数か月、住民票も移して実家に連れて帰っていました。そういう経過があった母だったこともカルテ上で把握しました。

電話の受け応えから母の認識を把握する

まずは電話で、訪問させていただきたい旨伝えます。すると母からは「は～い、分かりましたー」と軽く対応されます。声のトーンも変えず、心配しているのか保健師の家庭訪問をどう受け止めているのか掴めないという印象を受けました。

先の相談事について訪問前に聞いておく

引き続き電話で（母子健康手帳交付時に）話されていたことについてもう少しお聞きしたいと、困窮しているという生活状況を確認します。世帯収入少なく、出産費、ベビー用品、就園の準備のための金銭面で心配事があるとのことでした。保健師は出産費の準備については児童手当が使えること、ベビー用品、就園の準備については、市のリサイクルコーナーの利用、幼稚園のバザーの有効活用を紹介しました。しかし母は話しに乗ってきません。保健師の話を受け入れていない印象を受けます。金銭面で困窮していると言っていますが、収入としては生活できているのかもしれません。この母と第2子については、金銭面の支援よりも、安全に出産まで経過するよう支援の調整を優先することにしました。

次に本児のことを聞きます。母は本児に言葉の遅れがあって育てにくさを感じると話します。本児の発達に関する母の困り感が伝わってきました。本児の発達については、まずは会ってみての評価が必要であり、ちょうど2週間後に親子遊びの教室があるので、そこでの発達評価にしようと判断しました。それでこの教室参加を紹介し、日程表を郵送しました。

2週間後の親子遊びの教室に、母子がタクシーで来所してきました。保健師は、金銭面で困窮していると言いながら、タクシーで来所することの意味を考えてしまいます。驚く保健師に対して母は、ペーパードライバーだからと説明するのですが、本当に困窮しているのであればタクシーよりもバスを利用するはずです。

親子遊びの教室では、母は初めての参加で慣れない中で、一生懸命に本児と関わろうとする姿がみられました。しかし児と接しているときの表情はあまり変えず、子どもとのふれあい方にぎこちなさがありました。他にも10組くらい参加されていましたが、本児は目立っていました。動きが多く独語で、母から指示されたときのパニック状態を見ます。条件反射的に大きい声を出すのでした。「痛い、助けて」「いやだー助けて」を連呼して母を困らせています。アイコンタクトも反れやすく、言葉も単語レベルです。クレヨンは握れませんでした。手が汚れるのを嫌い、母と一緒で何とかできました。

親子遊びの教室で継続的に見ていく

また来所すること、保健師の訪問を受けてもらうことを約束する

連携できる保育園の存在可能性を判断する

おそらく本児は経験不足のことも多いのだと思われ、親子遊びの教室で他児との関わりをもちながら、継続的に支援していくことがより良いと判断しました。もしかしたら経験不足だけではない、何かを持ち合わせている可能性も否定できませんでした。いずれ発達健診を受けていただくとしても、それまでは親子遊びの教室で継続的に見ていくことにしました。

しかし心配性であまり表情もなく、しかも第2子妊娠中の母に、どのような段階を踏んで提案していくべきかと保健師は思案します。まずは最後まで母が根気よく参加できたことを労い、来月も待っていると伝えます。そしてそれから生活状況の様子の確認のため、一度訪問させてもらいたい旨の提案をしました。

家庭訪問では父の日ごろの育児参加状況についても把握して、今後、育児を母と共に担えるかの可能性も判断する必要がありました。

親子遊びの教室終了後カンファレンスで、保育士、保健師、心理士のスタッフ間で児の様子をどうみたか、今後の支援計画に向けての連携体制を形成します。教室中に母から「保育園の未就園児教室にも3回／月参加している」と聞きます。保育園の未就園児教室にも参加しているのかと驚くとともに、この保育園の名前を聞くと、保健師との関係性がしっかりできている保育園でした。日ごろからどういう児かと保健師から保育園に聞けるし、保育園からも「このお子さん気になるけどフォローしてもらえないか」という連絡・やり取りを日常的にできている幼稚園です。この保育園での未就園児教室は、2歳半以降で就園前の児を対象に、様子を見ながら少人数での関わりを学んでもらうための教室でした。この保育園とも今後支援していけそうです。

三歳児健診を必ず受診してもらえるようにする

療育が必要な児であると判断する。しかし療育を受けるか否かの判断は両親ができるようにする

3週間後に家庭訪問、家庭内での児の様子と親子の関わり状況を把握する

三歳児健診の当日、両親ともに本児と来所

1か月後の三歳児健診の前日、健診を受診するよう電話で伝えます。父が休みを取って一緒に受診したいとのことでした。明日の健診が父と接点を持つチャンスとなり、父の考えも確認できると期待しました。本児の様子は以前と変わりないとのことでしたので、健診で、詳しくお話ししましょうと伝えます。

三歳児健診の当日、両親ともに本児と来所してくれました。父は一見おとなしそうな方に見えました。父も言葉の遅れとトイレットトレーニングが進まないことを気にしていました。しかしその前に本児は、名前も年齢も答えられず、アイコンタクトもそれやすい、落ち着きなく動き、気に入らないと床やテーブルに頭を打ち付けるなどの自傷行為がありました。明らかに療育が必要な児であると判断できました。しかし本児の早めの療育をどうするか、両親で考えてもらう時間を作ることが優先されます。まず発達健診について、今後、個別で詳しい発達の評価と具体的関わりの助言を受けられる機会になり得ると少し説明してみます。そして本日の結果を振り返り、両親で話し合い、発達健診を受診するかどうかについて検討してきてもらうよう伝えました。

3週間後に家庭訪問しました。家庭での児の様子と親子の関わり状況を把握して、母の不安を理解するためです。家庭訪問をすると、母子ともに家にいました。児は機嫌よく、ひとり遊びしてテレビに向かって独り語っていますが、何を話しているのか聞き取れませんでした。部

発達健診は受診することと、両親共に参加することを確認する

屋の中はかなり乱雑で、大型玩具も2DKのリビングに置かれています。画用紙、クレヨンも用意して置いてありました。母なりに配慮して、親子遊びの教室のようにお絵かきができるようにしてありますが、本児は関心がない様子です。

家の様子から母は、若いということもあり家事全般の能力はあまり高くなさそうでした。母は妊娠6か月であるにも関わらず、今も深夜のバイトを継続しているとのことです。児への接し方も具体的に説明する必要がありますが、まずは妊婦にあった就労と休息のバランスがとれた生活ができるよう、時期をみて休むことを促す必要があります。

母からは再び児の心配を聞きます。やはり自宅でも動きが激しく独り言も多いし、言葉も単語中心でした。発達健診は必要です。発達健診には夫婦で検討するとのことだったので、どうすることにしたかと確認します。来月の発達健診受診することで父母ともに予定しているとのことでした。

発達健診受診して心理判定の結果、約2年の遅れがあり、療育の必要性ありと判断されます。しかし母の様子を観ていると、母は早期療育の必要性を伝えられてもほとんど表情変えず反応が少なく、心配しているという切迫感が感じられませんでした。健診結果についての気持ちを聞いてみると、母は「わかっていたけど、やっぱり、ショック」と応えます。心配事は色々あるが、発達支援センターがどんなところか、まずは見学から始めてみませんかと誘います。

早期療育開始するにあたって、支障になるものは何かと問うと、お金がかかることであると応えます。「(発達支援センターまでタクシーでいくと) お金がかかるし…」と言います。早期療育開始するための交通手段を何とかする必要があります。こうして2か月後こども発達支援

センターに見学に行くことになりました。

2週間に1回のペースで教室に参加

しかしこの間も親子遊びの教室に、2週間に1回のペースで参加されていました。そして毎回タクシーで保健センターに来所されるのです。困窮した生活状況に反するような行動ですが、母は出かけるときはタクシーでと思っているようでした。

ただ本児については、3回の来所でずいぶん成長がみられるようになってきました。クレヨンも嫌がっていたのに、少し描けるようになってきました。相変わらず動き回っていますが、教室での一斉指示に応じている場面が多くなってきて、歌を口ずさみ手のヒラヒラもできるようになりました。どういうふうに教室のプログラムが進んでいくのか、本児なりに少し分かってきたみたいでした。

児の行動の変化、母の関わり方の変化を把握する

母も、他児の母の様子を見て子どもと視線を合わせてしゃがむなどの対応をしていました。保健師は今日できていたねと労いの言葉をかけます。すると「他のお母さんのやり方を見て、自分も視線合わせなくちゃいけないんだというのを分かった。そこで自分もしゃがんだ」と説明してくれました。今まで母は、立って子どもと触れ合い遊びしていたことを思い出します。これまでの児の困った様子は、母の経験不足もあったのかもしれないと推測します。こうするんだよと言われただけでは気付けないことや、こちらも気付いて事前に言ってあげられない部分に母は気付けて偉かったと思えます。そして母は、自分で気付けるお母さんだったということ

母ができたことを評価する

とが分かり、関われないとか子どもがかわいくないというのではないと判断できました。改めてこういう教室を続けていくことは大事です。

家族のことでわかってきたこと

関わりを重ねる中で家族関係を把握する

3～4回の親子遊びの教室で関わる中で、だんだん家族のことも把握できました。三歳児健診時には児への心配事が両親ともに一致していて、母も父も受診したいとのことで、話し合いと合意ができていると思っていました。

しかし次第に、父はあまり育児に協力的ではないと母が話すようになります。いろんな相談を父にしても、携帯・ゲームをしながら母の話を聞くとのことです。保健師と話をするときの父は、本児のことは心配だと言って真面目に対応してくれていましたが、実際はそうではなく外面が良いだけで、真面目に考えているようなそぶりをしながら話すだけなのかもしれないと推測します。外面が良いだけに、その分、母は不安・不満を抱くのかもしれません。

さらに父から母へのDVも話してもらえるようになりました。父は激情タイプのゲーム好きで、集合住宅の自宅の壁には父の拳で開けた穴がいくつもあるそうです。母も父に胸倉掴まれたり、壁に押しやられることは今までも何回もあったそうです。ただ話し方の印象から、父からのDVとして、精神的な部分とか金銭、身体的に強烈なものはなさそうでした。むしろその都度実家にSOSを出して、離婚したら良いと言われていたけれど次に進めず、逃げる気もなく今のままでいるという印象でした。離婚の話を自分から切り出したこともあり、でもまた元に戻るということを繰り返しているようです。

さらに実家の母からも本児の遅れを心配され、母の不安が強くなっていったと考えられました。

発達支援センターの見学

日程調整で約束を守ってくれたと評価する

発達支援センターの見学について、保健師が日時の調整をすることに母は快諾されましたが、「通園となると交通手段がないことが不安」と聞きます。父も見学には同行したいとの意思表示があり、11月上旬までで都合のつく日を知らせてくれるようにと約束します。

父母は仕事の休暇の調整もして両親で見学したいと、発達支援センター見学の都合のつく日を連絡してきました。約束を守ってくれました。仕事の休暇の調整もするとは、父も本気に考え始めているのかもしれません。後日、発達支援センターの都合で2日後に変更があったのですが、父母ともに参加可能と了解してくれました。

発達支援センター見学時、本児は保育士と一緒に課題をこなしていきました。保健師は父母と遠巻きにその様子を観ています。保健師は保育士との課題や動作の意味を父母に説明しました。他にも2名の参加児がいましたが、本児が一番よくできていました。保健センターでの親子遊びの教室では、誰かが走り出すと必ずつられて動き回っていたのに、ここでは細かい指示のなかで落ち着いて課題をこなせていました。

課題がうまくできて、褒められるとうれしくて、褒められるたびに保育士に抱きついていま

児の両親への反応を捉える

父母ともに関わりの未熟さがあり促してあげる必要がある

す。両親の表情も満足そうに見えました。しかし児は保育士に抱きついても、両親へ同意を求めるしぐさがありません。両親も、よくできたと褒める様子が全く見られません。保育士が褒めてくれると、両親は嬉しそうな表情はするのですが、その嬉しいことを表情にも言葉にも出さないのです。むしろ本児が言われたとおり座って出来ていることに対して、ちょっと驚いている感じすらあります。

療育が終わっても「よく頑張ったねー」というのもない、本児もできたとき両親に求めたりするのも無かった。ちょっと不思議な親子関係です。日ごろから本児に注意はするが、よくできたねというのは言ったことがないのかもしれません。父母ともに関わりの未熟さがあり、子どもが喜ぶこと、褒めるタイミングなど、細かく噛み砕いて促してあげる必要があるのだと判断しました。父母には、今日はよく褒めるんだよと促して帰しました。

課題はできていても療育は必要と思われました。しかし母の出産も控えているので現実的に開始時期は産後2か月過ぎにならざるを得ません。発達支援センター長と相談し、療育は母の体調をみて出産後2~3か月後開始することにしました。父母には、現在定員を超えているので隔週1回の頻度で実施しましょうと伝えました。そしたら母から交通手段についての返事がきました。1回は父が休みを取り、もう1回はバスを利用するか、母も運転の練習をすると自発的な発言がありました。

児の成長と母の関わりの変化を見守る

保健師としては、数回の親子遊びの教室で本児自身の成長がみられるし、母の関わりも少し変わってきて、発達支援センター通園でもっと伸びることが期待できました。以前より本児ができることが多くなってきていて、母と一緒に確認するのですが反応は少ない。母自身あまり表現しない、反応がゆっくりで、感情表現も乏しく自身の思いが伝わりにくいタイプで、それだけに母自身も常に自信が持てないでいるのかもしれないという解釈になります。

出産を来月に控え、出産時のサポート体制を最優先する

母は再来月出産予定なのに、次回の親子遊びの教室も参加する気満々のようで、ニコニコと深夜バイトは今月いっぱいにすること、来月も参加しますとにこやかに帰られました。本児出産時の経緯もあり、出産が早まる可能性も考えられるため、出産時のサポート体制の準備は保健師としても想定しておく必要があると思いました。母の実母のサポートが得られるか再度確認する必要があると判断します。

第二子出産を期に変化する家族関係を捉える

第二子出産後は里帰りしないで、実家の母に来てもらえるように頼んだそうです。しかし祖母からは両親が喧嘩しているのに、離婚しないなら行かないと言われていると困っていました。保健師は、実母なんだから、頼んでみれば来てくれるからと助言し、予定日ぎりぎりのとき「来てくれることになりました」と母から連絡が入ります。祖母は予定日の1週間前から来てくれて、本児と母の３人とでアパートにいて、父が実家に帰っていたとのことでした。予定日より遅れて産まれ、入院中は父がアパートに来て母方祖母と本児の３人で過ごせたらしいです。と

父の頑張りを評価する

ころが祖母は退院後10日ぐらいで帰ってしまいます。産婦は退院してからのほうが体はきついはずなのに、帰ってしまう祖母という人も不思議な感じがしました。今回は、父の方が頑張ったと保健師の中で評価しました。

本児出産後の気持ちの落ち込みがあったので、早めに出産後の様子の把握と訪問の日時を決めるための電話連絡をします。今回の出産は大変だったが、退院後はなんとか自分でできていること、母方祖母も1週間前までいてくれたと聞きます。電話の後ろで、本児のパタパタと騒がしい音が聞こえます。でも母の声はいつも通りで沈んだ様子はなさそうでした。第一子出産のときよりは落ちてないと判断します。今回は何とか落ち着いてできているというのは本当のことなのだろうと判断します。新生児訪問の日程を伝えます。

新生児訪問時に母にエジンバラ産後うつ病自己評価票で精神安定状況を問診すると13点でした。質問票に沿って話を深めると「時々、消えちゃいたいなって思う」と涙します。保健師は母に「そうか、それ誰かに今まで言えたかな」というと、祖母に辛いとSOS出しても理解してもらえず辛いと訴えます。母は、それまで平静を装って話をしていたことが分かります。産後不安定になって、本児もずっと家の中にいて、ストレスあるはずだと思います。今回も前回同様に緊急な育児支援が必要かどうか判断する必要があります。

第二子は順調に発育していました。本児は相変わらず動きが多く、独語も多かったです。母は、祖母が帰ってから家事全般を自分で行っていて、訪問時は布団も干してありました。出産からまだ3週間経っていなかったのに、お布団干しは負担になります。産後の今は寝たり起きたりの生活にして欲しいと母に伝えます。

父の協力はどの程度かと聞くと、「ほぼ自分一人で子どもたちをみている」と訴えます。家事育児を手伝ってくれる人がいれば、母の負担の軽減になるだろうし、動きが多い本児にとっても、男の子で2DKの狭いお部屋の中でずっと外に出られない状況はストレスなはずです。ここは養育支援を入れたほうがよさそうだと判断しました。養育支援訪問事業について概要のみ説明して、その日のうちに児童福祉課に本ケースについて情報提供します。養育支援訪問事業について導入「適」と保健師が判断したことを伝えました。

家族内の協力体制を把握する

緊急事態対応の検討

次の週末が3連休になるけれど、どうするのか大丈夫かと母に問います。母からは「なんとかなりそうだし、この日とこの日はパパがいる」と聞きます。しかし3連休明けに電話すると、本児は相変わらずで、父もダブルワークでほぼ一人で3日間子どもたちをみていたことを聞きます。1か月後には年末年始に入ります。父の家事・育児協力は全く期待できそうになく、年末年始前にどこかSOS出せるところを伝えた方がよさそうです。24時間ダイヤルという相談サービスはあるのですが、児童虐待という言葉が入っているのです。24時間ダイヤルを勧めた時に、ネーミングを見て自分は虐待していると受け止められても困ります。24時間ダイヤルを勧めることの意図は、誤解を与えないように伝える必要があります。

家族の協力が得られそうになく、緊急時に対応の検討をする

それでも年末年始休暇中のSOS先として、24時間ダイヤルを紹介するしかなさそうです。24時間ダイヤルについては、家庭訪問して直接会って、反応や表情なども確認しながら母に伝

緊急時対応方法でこの母子にあった方法を検討する

えることにしました。その方が、その後の家庭での育児状況、実際の生活の様子も伺えます。母からも「1か月健診までは、とりあえず頑張ろうと思えるようになった」と言ってもらえました。

緊急時の対応に合意することで母をエンパワーする

家庭訪問すると、1週間前よりも表情は明るく、布団は敷きっぱなしでした。保健師が助言したとおり、寝たり起きたりの生活をしてくれていました。母の気持ちは、徐々に落ち着いてきているという印象をうけます。本児は相変わらず動きが多いことに加え、赤ちゃん返りも出てきて、母とべったりで父がさそっても母も一緒じゃないと嫌だというのだそうです。

母からも、養育支援訪問事業については、母と分離したことがないので難しいかもと聞きます。確かに分離不安の症状も出てきたようですが、動きの多い本児を何かしらで発散させて、母も少し休む時間を作った方が良いと勧めます。まずは養育支援訪問事業の導入について、父とよく相談するようにと伝えて訪問を終えます。

支援事業の調整の可能性を確認する

再び児童福祉課に連絡・経過を説明し、養育支援訪問事業は年明けなら調整可であると情報をもらいました。そして年末が近づき、母からは養育支援訪問事業については、利用してみたいと返事がきます。前回訪問時より母の精神状態は回復傾向にあり、養育支援訪問事業についても前向きの発言がでてきたようでした。養育支援訪問事業については、年明けに詳細について相談すると伝えます。

こうして母の家事育児の取組状況と身体精神疲労状況、父が不在であることから、年末年始に生じ得る緊急事態にも対応できるように、SOSの24時間電話サービスにかけること、かけて良いことも伝えました。養育支援訪問事業も含めて、自らSOSを発信して支援サービスを求め・利用・活用できるよう支援内容と支援体制を準備して、利用可能な社会資源を必要な時に求められるようにして、まずは年末年始を乗り越えられるようにしました。本児にも・父母にも、見て体験してもらって、情報提供と説明をして、対策を提案し、自分たちで検討してもらって、次第に出来ることが増えていくように支援していきます。

第8章　保健師の家庭訪問援助はどんな看護援助か

看護援助にその専門性において責任をもつ看護職が、家庭訪問援助で当事者本人・家族と人間関係を形成し、看護援助の必要性を判断し、援助ニーズの充足に向けて援助提供方法を検討していました。当事者本人・家族の合意を得て看護援助の方向性を定めていること、相手と人間関係を形成すること、援助ニーズを把握することの過程そのものが、看護援助介入になっていることの確認をしてきました。

ただ、こういった保健師の内面の捉え方をも把握できるように、協力いただく保健師には書いて、語っていただく必要がありました。どう支援されたのか、経過だけの語りでは表現できません。ここまで書き現わせられるようになったのは、保健師が内面で思慮・選択・決心したことも含めて「ことば」にして書き留めてきたからです。①自身で「保健師らしい対人援助展開ができた」と自負できる具体的な看護実践について保健師が内面で思慮・選択・決心したことも含めて自由に語ってもらい、②その語りを筆者の理解の範囲で「ことば」に書き起こし、③保健師の意図と保健師が内面で思慮・選択・決心したことを「ことば」で保健師に再確認し、④筆者もそのとおりに思考でき再現できそうなレベルにまで、より事実に近い形で表現できるように修正を重ねる、という手順で家庭訪問援助の言語化・明確化に取り組んだからです。

まずこの手順ですすめた看護援助の前提となる考えについて、本章で述べます。家庭訪問援助の言語化・明確化に取り組むことの基盤となる考えになります。目指すところは、その記述を読んだだけで、その場に居なくても、その保健師の思考が把握できること、同じように思考して支援できること、相手やその場の状況に併せて微修正して対応できる、そのような記述の事例集を作成することを目標に進めてきました。

1・【前提1】 看護援助は看護職がその専門性において責任もって行うものである

本書において取り扱う看護援助とは、「看護職がその専門性において責任もって行うもの」であることを前提としています。

看護職がその専門性において責任もって看護援助を行うということは、地域社会住民の健康と幸福を実際に妨げているもの、あるいはその可能性を防ぎ、当事者本人・家族が、できるだけ最高の健康の水準を保つように目的をもてるようにすることです。進歩した思慮深い方法で変化を確認し、かつ変化を生じさせられるよう、看護職が当事者本人・家族との人間関係を確立・維持することにより、個人や家族あるいは地域社会に関わり、援助ニーズを満たそうと努力するものです[1,2]。

この前提は、哲学からの「人間として生きることの提言」からも確認できました。エーリッヒ・フロムは、「生きるということ」[3]において、「人間が持つこと」の存在様式と対比させて、「人間であること」の存在様式の哲学的概念を先人達の思想、旧約・新約聖書を分析して、「新しい人間および新しい社会の形成」[3]の可能性を提言しました。ここから私は、看護職としてあることや、看護職として看護援助に取り組む姿勢への提言として受け入れました。そして「看護職であること」の存在様式を、「看護職の資格をもつ」「看護職としての知識・技術をもつ」「看護職の職についている」などの「持つ」存在様式と対比させました。看護職の援助を必要としている人を知り、当事者本人・家族と対峙し、その責任を果たそうと、批判的かつ能動的に努力することであると捉え直しました。批判的かつ能動的に努力するとは、看護職が持つ知識・技術を提供するにとどめず、当事者本人・家族にとってどうなのかを考慮し、常に自身の行為を批判的に評価し、より良い方法を追究し、より良い結果を当事者本人・家族にもたらそうとすることであると理解しました。

トラベルビーは、「人間対人間の看護[4]」の中で、看護職の役割について述べています。彼女は、真に看護援助を必要としている患者に、看護職が本来の役割を果たし得ているか否かに疑問を持ち、「看護職のあるべき姿」を追究していました。それは「看護職であること」の追究ともいえます。このことから「看護職であること」の存在様式とは、地域社会住民の健康と幸福を実際に妨げているもの、あるいは妨げるかもしれないもの（病気、苦難、貧しい栄養、貧弱な衛生、貧困など）を防ぎ、当事者本人・家族が、できるだけ最高の健康水準を保つように、目的をもち、進歩した思慮深い方法で変化を確認し、かつ変化を生じさせうるよう、個人や家族あるいは地域社会に関わり、援助するために努力をするものであると、私は理解できました。

ミルトン・メイヤロフは、「ケアの本質[5]」において、「一人の人格をケアするとは、最も深い意味で、その人が成長すること、自己実現することをたすけることである」と書き出し、ケアすることの一般的記述と、「ケアすることがどのようにして全人格的な意味を持つか、その人の人生にどのような秩序づけを行うかを説明」しています。メイヤロフの著書から、看護援助をその専門性において責任もって取り組む看護職は、「自分自身に対してもっと正直になることにより、また、社会的そして自然的な秩序をもっとよく知ることによって成長」し、「できるだけ独りよがりの幻想を排し、自分自身を見つめる」ようになってはじめて、何が手段であり、何が目的であるかを理解し、「〝ケアする〟というような一つの哲学的概念を、自分の中で成長」させていけると、私は理解できました。[5]

2・【前提2】看護援助は提供する者と受ける者との相互作用で成り立つ

看護援助は、提供する者と受ける者という関係で捉えると、両者の相互作用において成り立つものです。看護職と当事者本人・家族との人間関係形成については、マルティン・ブーバーの「孤独と愛―我と汝の問題」[6]からも、哲学的に基本的なことを確認しました。人間は物質的なものから精神的なものに至る、すべての形で存在する他者に対して、「われ―なんじ」「われ―それ」「われ―われ」という様式での関係を結ぶという人間的能力があるとのことでした。またトラベルビーは「看護婦」という職業の枠で形成するのではなく、人間対人間の関係であることを「人間対人間の看護」[4]の中で終始強調しています。つまり「看護婦がケアを受ける人との接触の中で、看護婦がケアを受ける人を知ろうと努力し、ニードを確かめ、ニードを満たそうと努力する」ものです。このことから「人間対人間の関係」は、「看護婦が病人その他の人たちと相互作用を営みながら日々築きあげられるもの」であり、「看護婦は自分が何を行い、考え、感じ、体験しているかを知った上で、適切な知識と理解力とを十分に働かせながら、十分に意識的な自覚をもって、目的的につくり、維持するものである」と述べています。
つまり看護職と当事者本人・家族との人間関係を形成することとは、看護職が当事者本人・家族との接触の中で、相互作用を営みながら日々築きあげることにより人間関係を確立・維持させ、看護職がケアを受ける人を知ろうと努力し、ニードを確かめ、ニードを満たそうと努力するものであると、私は理解できました。

家庭訪問援助では、看護職が当事者本人・家族の生活の場に出向き、そこで当事者本人・家族と人間関係を築き、合意が得られて初めて援助提供になるのです[1,2]。病院・診療所など施設内にいて、来られた患者・家族への対応では、既に相手は医療従事者からの援助を求めてきているのです。求めてきているのであれば、その求めに応える対応でよいのです。その一つがトラベルビーの「人間対人間の看護[4]」になります。さらに家庭訪問はこちらが出向くのです。もちろん求められて出向くときもありますが、それでも例えば「昨日電話した者だ」と理解してもらわなければなりません。保健師側の目的で、相手に援助の必要性があると判断して出向いた場合は、相手に受け入れてもらうためにより丁寧に働きかける必要があります。ここに家庭訪問援助の看護援助の質に関わる、基本的で特異的な特徴があると考えています。

3・【前提3】家庭訪問援助は当事者本人・家族の援助ニーズを生活の中で把握し問題解決にあたる

家庭訪問援助では、当事者本人・家族の援助ニーズを生活の中で把握し、その人の家庭生活・地域社会生活にみあった方法で問題解決にあたります。[1、2] これらは当事者本人・家族から求められた相談事ばかりでなく、看護職の責任で援助ニーズを判断して対応することも少なくありません。

看護援助にその専門性において責任をもつ保健師が、家庭訪問援助で当事者本人・家族と人間関係を形成し、看護援助の必要性を判断し、援助ニーズの充足に向けて援助提供方法を検討し、当事者本人・家族の合意を得て看護援助の方向性を定めていることも確認してきました。[7～15]

我が国では、家庭訪問援助は、行政に所属する看護職（保健所及び市町村保健師、以下、保健師）によって、行政サービスのひとつの方法として担われてきた経緯があります。その後、老人訪問看護制度（1992年）や介護保険制度（2000年）ができ、国の施策として各種医療機関に所属する看護職も、当事者本人・家族の生活の場で看護援助を提供できるようになりました。このような経緯で、当事者本人・家族の生活の場で看護援助を提供することが特別なものではなくなり、それだからこそ施設内で行う看護援助にも通じる、当事者本人・家族中心の看護援助の基本的な知見が得られると考えられました。

4・【前提4】家庭訪問援助は第三者が観察できる行為だけでは捉えられない

家庭訪問援助では、当事者本人・家族の生活の場に、多くの場合保健師が1人で出向きます。そのため提供してきた援助について、その場にいなかった保健師とも共有し、そこでの看護援助が適切であったかどうか、他の保健師と共に検討することが困難でした。そのことは実践を振り返ることも、次の実践に向けて質を高めるための検討も、体験を共有するレベルにとどまってしまいがちでした。

また家庭訪問援助で、言動として第三者が観察できる保健師の行為だけを動画で確認すると、一般の来訪者が、卒なく家人と話をしている姿にしかなりません。熟練保健師であればあるほど、外見上は普通の会話のやりとりという傾向が強くなります。新人の保健師や学生が、熟練保健師の家庭訪問に同行しても、看護援助そのものを捉えきれないようです。したがって「保健師は家庭訪問で何しているのか?」を明確にするためには、保健師が内面で考えていることや、看護援助を提供する者と受ける者との相互作用において保健師の内面に生じる心の動きなど、「ことば」にして明確に伝えていただく必要があるのです[7]。

かつて看護学生や新人看護職らが先輩保健師に同行し見よう見まねで修得した、あるいは見よう見まねでしか伝えることのなかった看護援助の側面ばかりでなく、看護職が内面において考える必要のあること、看護援助を提供する者と受ける者との信頼関係を形成する方法、援助ニーズを把握することの過程そのものが看護援助介入になっている様、これらを含めて共有できるようにすると、保健師による家庭訪問援助の特徴が明確に示され、看護援助の質向上に示唆を与えられるようになります。

5・看護援助の成り立ち

以上のことから、本書では、看護援助を以下のとおり考えます（図1）。

看護援助は、保健師の行為を介して当事者本人・家族に提供されます。その行為には、言動として第三者が観察できる保健師の行為もありますが、保健師が内面で考えていることや、看護援助を提供する者と受ける者との相互作用において保健師の内面に生じる心の動きなど、言動として表れない保健師の行為もあります。

本書において、保健師の行為とは、「明らかな目的

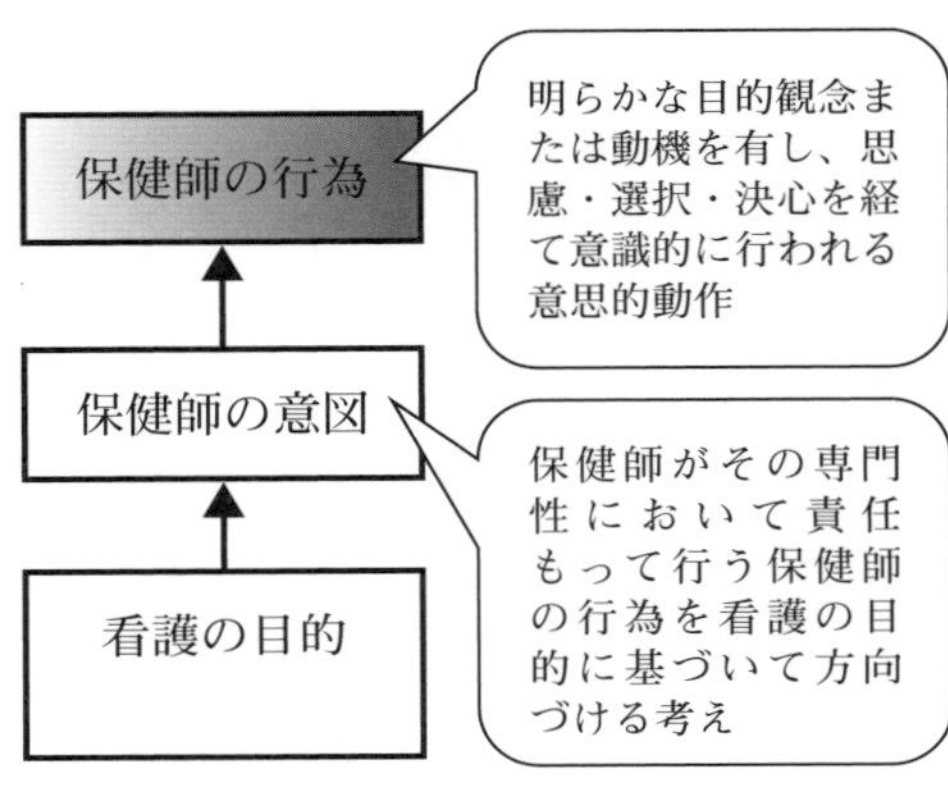
保健師の行為
保健師の意図
看護の目的
明らかな目的観念または動機を有し、思慮・選択・決心を経て意識的に行われる意思的動作
保健師がその専門性において責任もって行う保健師の行為を看護の目的に基づいて方向づける考え

図1　看護援助の成り立ち

観念または動機を有し、思慮・選択・決心を経て意識的に行われる意志的動作[16]」と定義します。言動として第三者が観察できる保健師の行為ばかりでなく、保健師が内面で思考・選択・決心することも含めます。つまり保健師が内面で思考・選択・決心することも含めて、保健師の行為を捉えて描いていきます。

そして保健師の意図は、「看護職がその専門性において責任もって行う保健師の行為を看護の目的に基づいて方向づける考え」と定義します。つまり保健師の意図は、保健師が内面で思考・選択・決心するという行為を含めて、すべての行為を方向づけるので、看護職の意図を記述すれば、言動として第三者が観察できる保健師の行為ばかりでなく、言動として表れない行為から成る看護援助の側面も含めて、その全容を描くことができると考えたのです。

以上の考え方から、本書で使用した用語の定義については、表1のとおりまとめました。

表1　用語の定義

保健師の意図：保健師がその専門性において責任もって行う保健師の行為を公衆衛生の理念と看護の目的に基づいて方向づける考え。
保健師の行為：保健師が「明らかな目的観念または動機を有し、思慮・選択・決心を経て意識的に行われる意志的動作[16]」で、保健師の内面で思考・選択・決心することも含める。
保健師の行為を向けた対象の側面：保健師が対象の援助ニーズとその可能性に着目するときの、ある性質を共通にするような、当事者本人・家族の心身・行動・生活の、ある一部の面である。ときには全体である。ここでいう対象とは、看護援助を受ける者と、保健師が判断した人間であり、当事者本人・家族の個人を指すにとどめない。
看護の目的：保健師と当事者本人・家族との人間関係において、家庭訪問援助をその専門性において責任もって行っている、その保健師が持っている看護の原則的なこと、ゆるぎない信条。
第三者：看護援助を行う保健師と、当事者本人・家族以外の者。看護援助は、保健師と当事者本人・家族の人間関係において行われるが、この人間関係に関わらない者。
言動：保健師が当事者本人・家族に対して行う、働きかけの方法として、発する「発言と行動[16]」
言動として第三者が観察できる保健師の行為：第三者に、仮に保健師の援助提供の場にいたと仮定してもらい、またはその場が撮られたビデオを見たと仮定してもらったときに、看護援助を行った保健師が記述した行為を、その保健師の行為として、第三者が観察できると判断した保健師の行為。
言動として表れないため第三者からは把握できないであろう保健師の行為：第三者に、仮に保健師の援助提供の場にいたと仮定してもらい、またはその場が撮られたビデオを見たと仮定してもらったときに、看護援助を行った保健師が、保健師の行為として記述していても、第三者が把握できないであろうと判断した保健師の行為。

6・家庭訪問援助を概観して取り出し統合する

第1章の手順で、保健師と共に作成した家庭訪問援助再現記録から、本書で示してきた看護援助に必要な内容は、次の手順で整理しました。そしてそれらを概観して、次章の保健師らしい対人援助スキルとしてまとめられました。

①家庭訪問援助再現記録を作成する。
②家庭訪問援助再現記録から、看護職の意図を記述する。
③看護職の意図に対応させて、看護職の行為を記述する。
④看護職の行為を、言動として表れないため第三者からは把握できないであろう看護職の行為と、言動として第三者が観察できる看護職の行為に分ける。
⑤看護職の意図と、意図が方向づける看護職の行為の組み合わせをデータの1単位として、事例ごと、看護職の行為を向けた対象の側面ごと、家庭訪問援助の回ごとに、時間順に整理する。

看護職の行為と、その行為を方向づける意図の内容構成の概観は、事例ごとに整理した看護職の行為を向けた対象の側面と、内容構成分類結果に基づいて、看護職の意図と行為の組み合わせにごとに明確にしていきました。看護職の意図と、意図が方向づける看護職の行為の組み合わせを1単位として、これに視点をあてた詳細な分析をしました。詳細に分析する視点は、以下のとおりです。

分析1）看護援助を提供する者と受ける者との相互作用
分析2）家庭・地域生活を含めた援助提供
分析3）援助ニーズの優先度の判断と援助提供方法の選択
分析4）対象の過去の経験に対する援助提供
分析5）保健事業や福祉サービスへの適用
分析6）看護援助の他事例や保健事業・施策への反映
分析7）関係職種との連携

看護職の行為を向けた対象の側面により、詳細に分析する視点に関して、看護援助の事象が顕著に表れていると判断した部分を抽出します。その部分において、看護職の行為を向けた対象の側面ごとに、時間順に記述した看護職の意図と行為の組み合わせで、分析1）～7）の視点をあてた詳細な分析をし、意図と行為の組み合わせを概観し、その性質を取り出しました。

以上のとおり言動として表れないため第三者からは把握できないであろう看護職の行為と、その行為を方向づける意図において分析し、言動として第三者が観察できる看護職の行為だけ看護援助の性質を含めて、看護援助の対人援助スキルとして記述していきます。そして、それぞれの看護援助の性質を、看護援助の定義に立ち戻って、家庭訪問援助の特徴が含まれた記述として示していきます。看護援助の定義に立ち戻るとは、対象の援助ニーズに対して、対象に変化をもたらそうと、保健師がその専門性において責任もって行うことの性質を説明しているかどうかという視点をもって概観し、説明として明確であるとした看護援助の性質を取り出し、保健師らしい対人援助スキルとしてまとめたということになります。

引用参考文献

（1）田村須賀子：家庭訪問．宮崎美砂子・北山三津子・春山早苗他、最新公衆衛生看護学総論第3版、189-233、日本看護協会出版会、東京、2023.
（2）田村須賀子：家庭訪問．村嶋幸代編、最新保健学講座2公衆衛生看護支援技術第3版、93-98、メヂカルフレンド社、東京、2011.
（3）エーリッヒ・フロム、佐野哲郎訳：生きるということ、紀伊国屋書店、1977.
（4）トラベルビー：人間対人間の看護、医学書院、1974.
（5）ミルトン・メイヤロフ：ケアの本質、ゆみる出版、1996.
（6）マルティン・ブーバー、野口啓祐訳：孤独と愛―我と汝の問題、創文社、1979.
（7）田村須賀子：看護職の意図により捉える家庭訪問援助の特質、千葉看護学会誌、8（1）：61-66、2002.
（8）田村須賀子：保健師の家庭訪問がもつ「保健事業・施策に反映させる」という特質の特徴、保健師ジャーナル、60（10）：994-999、2004.
（9）田村須賀子：家庭訪問において優先度を判断するという看護援助の特徴、日本在宅ケア学会誌、9（2）：68-75、2005.
（10）田村須賀子：家庭訪問援助を対象者が受け入れる信頼関係形成に向けた看護行為の特徴、日本看護学会誌、15（2）、78-87、2005.
（11）田村須賀子：保健事業の実践過程において保健師の意図により捉える保健資源提供活動の特徴、日本地域看護学会誌、10（1）、85-92、2007.

⑿ 田村須賀子：看護職の意図と行為により捉えた家庭訪問の家庭・地域生活に見合った援助の特徴、家族看護学研究、15（1）、30-40、2009.
⒀ 田村須賀子：保健所保健師による障害者および神経難病療養者への家庭訪問援助の特徴、日本地域看護学会誌、13（1）、59-67、2010.
⒁ 田村須賀子・山崎洋子他：発達障害の可能性を危惧した「気になる子ども」と育児者に対する家庭訪問援助の特質、日本地域看護学会誌、19（1）、7-12、2016.
⒂ 田村須賀子・安田貴恵子他：市町村保健部門から福祉部門に配置された保健師による家庭訪問援助の特質、日本地域看護学会誌、24（2）、40-49、2021.
⒃ 広辞苑第6版.

第9章　事例からみる保健師らしい対人援助技術（スキル）

保健師は、人々の生活の場としての「地域」を視野に入れて、「地域で暮らす人々」を看護の対象とします。まずは「地域で暮らす人々」への個別支援があり、中でも家庭訪問は、家庭という生活の場に出向く看護援助であることに特異性があり、家庭に出向くことで効果が高められる方法です。援助ニーズを家庭・地域生活から捉えなおし、当事者本人・家族の対応・対処能力、回復力を活かし、家庭・地域生活に合わせた支援が可能となります。それだけに看護職個々人の実践能力、援助スキルが問われます。

1・会ってもらえる関係づくりの援助技術（スキル）

第2章の事例（70歳代　男性）が怒りの電話をかけてきたとき、地域包括支援センター保健師はすぐに家庭訪問をしました。結局、介護保険を受けたかったわけでもなく、施設に入りたかったわけでもない。とにかく身体がだるかったようで、本人の話はどちらも本当の気持ちなのだろうと、保健師は受け止めて支援を進められるようにしていきます。

「怒り・苦情の電話」と捉えずに、「とりあえず」すぐに会いに行く。長くこの地で保健師として働いていると、これまでにどこかで関わりがあった可能性も高いです。少なくとも健診を受けている人かどうかの確認はしていきます。この事例の場合、保健センターでの健診を毎年受けていた方ということが分かりました。このことから適切な健康行動はされてきていて、健康自己管理はできそうな方とその能力を推し測ります。

まず本当の困りごとを家庭・地域生活背景とともに聴くことです。こうすることで関係を形成し、真の生活上のニーズが把握できます。真の生活上のニーズが把握できれば、相手の家庭・地域生活に見合った方法で的確な援助提供ができます。

保健師は、本人に支援者として受け入れてもらえるように、まず生活環境を把握し、生活環境から体調の良し悪しを推し量り、生活の維持継続を妨げる要因を探りました。次に今の体調と生活の辛さについて把握し、苦情の裏にある真のニーズを探っていました。そして生活上の真の困りごとを把握し、苦情内容そのものに対する対応をしていました。本人と合意のもと介護保険ケアプランを作成し、今生活上で困っていることに対応できるようにしていきます。このように本人の受けとめ方の反応を観て、一つずつ支援を継続するかどうか決定しながら進めていきます。その結果、当事者本人との信頼関係も形成できてきますので、あとの支援も容易に提供できるようになっていきます。

とはいえ服薬・受診の前に食生活を整える必要がありました。食事を規則正しく摂ってもらう方法を検討し、そのための施設入所も検討します。ただ本人、訪問看護もサービス付き高齢者住宅への入所も拒みます。そんな本人の解決につながらない言い分への対応も、行きつ戻りつ、振り返りながら、会ってもらえる関係は維持させます。本人の理解と納得するところに照準を合わせて、援助の着地点を探り検討します。

そこにタイミングよく、理解力の高い息子が現れ、本人の生活の確保に向けて家族と課題共有できました。このように家族とも会って、関わりを重ねて、本人が拒否する理由・生活背景も理解できてきて、食事と生活する場をどうするかで揺れている気持ちに、肯定も否定もせず、付かず離れずの姿勢で寄り添って行けるようになるのです。

2・地域・社会生活に見合った援助技術（スキル）

まずは「生活の場に出向く」「生活の場に身を置く」そして本人・家族の生活状況を把握し推し量ります。このことは本人・家族の健康上の援助ニーズを生活の中で把握し、その生活に見合った方法で解決を図ることに繋がります。

すなわち相手の家庭・地域生活の場に身を置くと、多くの情報が保健師の五感から得られます。第3章の脳卒中後遺症者への事例では、保健師自身に「観察して捉えた」という自覚が無かったのですが、「夜の排泄介助が大変」との介護者からの言葉で、「急階段の画像」が頭に出て来たため、家屋構造を情報収集していた自身の視覚を認識します。観ていたのです。「音が消えた……消えてから分かった生活」の事例では、音が消えてから、生活音を聞いていた自身の聴覚を認識しています。聴いていたのです。

まずは相手の日常生活に身を置き、丸ごと受け止めることです。それは本人・家族に会ってからではなく、その家の敷地内、集合住宅であれば団地内に入った時から、生活の場として観察し保健師の認識に置くことです。したがって相手が不在かもしれないとか、拒否されたとか、そこは恐れずに不在も拒否も、その本人・家族の生活を示す情報の1つにするのです。

そのうえで私たち看護職としての生活支援の指標、食事、排泄、入浴、更衣はどうしているのだろうか。この住居・間取りによる日常生活動作の制約はないのか、あるとすればどんな事か、とイメージを描きながら対話を重ねます。そして改修・改善の可能性も視野に入れつつも、まずはこの住居・間取りの範囲で、本人の日常生活動作と、家族による介護方法を尊重し支えます。

またこの地域の療養者の家なら、この地域の新生児の家だったら、「普通こんなだけれども」という保健師の認識に蓄積されている情報との比較も有用です。訪問時通された部屋が居間ではなく、自営業の事務所のテーブルだった、座敷だった、犬も猫もいた……。この時期これを相談するかなぁ、ケア担当者会議の場に自営業の事務職員を同伴してきたし……。これらは保健師にとって真の生活実態を知る手がかりになります。保健師の中にある「あたりまえ」と比較して、それとの違いが意味すること、想定外の問題の存在可能性を推測できるからです。

しかし忘れてはならないのは、保健師の中にある「あたりまえではない」ことは、本人・家族にとっては「あたりまえ」だということです。保健師が推測する「その家庭の問題の存在可能性」について、本人・家族がどう認識しているのか、対人対応パターン・行動パターンからもアセスメントし、彼ら自身によって予防的に対処できるようにする必要があるのです。育児・介護のネグレクトに移行するなどの最悪の事態の可能性も想定し、そうならない対応策を講じます。相手から拒否されることを回避するための対応策も講じます。

もちろん本人・家族で対応できたときは、認め褒めます。そしてその後も継続できるように、また対応策を講じます。コツの一つは、たとえ家族間の関係性が悪く見えても、会話の行間にある互いに家族を思う気持ちを見出すようにし、家族・近隣住民との関係性の力を信じて、関係性の存在を前提に関わると上手くいくことが多いです。

3・療養・療育生活上の困難とその可能性に対応する援助技術(スキル)

難病や障害の診断を受けた時の本人・家族の気持ちを受け止めること、治らない疾病や障害を持ちながら療養・療育生活が継続できるように、そういう自身の状況・運命を肯定的に受け止められるようにすること。これらを療養・療育生活上の困難に対応する専門的・技術的な援助の方向性にします。その責任において果たすべき、保健師としての役割になります。

ここで保健師に求められる援助技術は、「待つこと」です。保健師は知っています。難病療養者の今の状態で日常生活動作がなんとかできていても、確実に半年後、数年後、その機能が低下またはできなくなること、それはその疾患であれば避けられないことを。健診で「気になる児」が発達障害と診断がつくまで時間がかかることを。本人・家族とその事実を共有することができれば対処方法をともに検討できるので、療養・療育生活をより良くできるはずです。しかし、その「将来起こるはずの事実」をいつ伝えるか。そのタイミングを「待つ」のです。始めのうちは難病や障害の診断を受けたことそのものが、当事者本人・家族にとっての困難なのです。難病や障害のこと、可能性も併せて説明を受けて理解していても、「補助具に頼らず自分のことを自分でやっていれば、悪くならないのではないか」「療育施設の訓練に通っていれば普通の子に育つ」と解釈しているかのように、自分たちなりの生活を続ける傾向は確かにあります。受け入れ困難・捉え方のズレが、医療従事者に対する不信感に移行する事例も少なくありません。そのことによる転倒骨折、困難感からの受診拒否、虐待等の最悪の事態を想定して、そうならない対策を講じつつ、それまで他事例の援助方法や地域社会資源の適用を積み重ねた実績から支援の方向性を定めます。

本人・家族の揺れる思いに寄り添うためにも、まず支援者がその家庭に入るときは慎重になることです。本人に会うタイミングも、どうするか前任者からの情報を参考に作戦を練ります。相手から連絡が入るようになるまで、焦らず時間をかける必要があります。互いに連絡取り合えるようになれば、こちらの提案も聞いてもらえる可能性が出てきます。

第4章の脊髄小脳変性症の事例には、訪問看護師、栄養補助食品、手すり・平行棒、理学療法士の訪問等の利用を助言します。ここでも進まず、押したり引いたりしながら進めています。結局、転倒骨折してしまったのですが、だからと言って無理に手すり設置をさせていたら上手くいったかというと、そうでもなかったと思います。相手の生活に入って支援することはそういうことで、無理に踏み込んで失敗することはあっても、上手くいったことは私の経験にもありません。踏み込むときは、その時機・タイミングを見誤っていないと確信できるときです。本人に思いを語って、表現してもらってから、保健師の中にある結論・提案を少しずつ、相手の受け止め方を見ながら伝えることです。

相手の文脈を知ることでは、虐待通報の事例からも学べます。「こどもを殺してしまいそうです」を保健師側の文脈で捉えると「虐待通報」になります。しかし通報者にとっては「つらい気持ちを聞いて欲しかった」のかもしれません。通報という行為の背景に何があるか、言葉通り受け止めても良いかどうか確認する必要があります。確信できていないのに「虐待通報」を前提に動いてはなりません。ただどんな人でも誰かに相談することはとても勇気が要ることだということは、原則になりえます。その原則に従うと「よく電話をかけてきてくれたね」「電話で伝えられたことは偉い」という、労いの言葉かけになります。でも最悪の事態も想定して所属組織の準備体制を組んでから、電話通報者に「どんなことでもきちんと聞きますと言う姿勢で、まずは会いに」行きました。

最悪の事態の想定までは行かないけれど、「また同じことを繰り返す可能性を最小限にするために」、今後起こりうる困難を想定して関わっていたのが、薬物後遺症者に退院後から支援開始した事例でした。「退院後の次の医療機関にしっかりつなぐ」ことを目標に、本人に会うのに表玄関で応答なければ裏側に回ってみたり、本人がバスで着くのを病院で待っていたり、バスに乗ったかどうか自宅に確認に行ったり、真の生活実態を把握するために約束しないで家庭訪問したりしていました。市役所の上司に、公用車で病院まで送って良いか伺い立てたり、タクシー代を出してもらったり、保証人居なくても入居できるアパートを探してもらったり等の行政の決済担当者との交渉も、「いのちを護る」立場だからこそ説得力もあり援助技術(スキル)として機能したものです。

療養・療育生活上の困難とその可能性に対応しようとするとき、保健師はそれまでの経験知も総動員して、支援にあたっていました。

4・本人・家族の能力・希望・価値観に配慮した援助技術（スキル）

主介護者が舅である難病療養者も、入退院を繰り返す精神障害者も、人工呼吸器装着した児の家族も、自宅での生活の実現または継続を望んでいました。自立した生活力も介護力も限界でしたし、訪問看護等のサービスの導入に拒否・躊躇される中で、望む生活の継続を支える援助技術（スキル）がありました。

難病療養者とその家族には、本人の生活の困難な実態や、入浴介助・トイレ改修の必要性について、家族一人ひとりがどう理解しているか把握に時間と労力をかけていました。なぜに家族間で話が伝わらないのか、話し合われていないのか。そこにその家族の特徴があるとみて、入浴介助での家族の対応能力・可能性を判断しながら援助していました。そうすると訪問看護を導入するのに、入浴介助だけで依頼せず、リハビリを加えると家族も受け入れられるだろうと予測できるようになってきます。そして家族が期待しているサービス内容も把握して、本人に必要な支援のうち、家族が出来なさそうなことを公的サービスで補うという方針で支援していきました。

入退院を繰り返してきた精神障害者の自宅での生活再開に向けて、独り暮らしは可能なのか、資源も人材もが過少なへき地で、サポート体制が組めるのかどうかの検討から始めていました。本人としては「他者に気をつかわなくていいから一人暮らしを選んだ」ようでしたが、だからと言って「他者の援助無し」に、生活の継続は不可能です。

生活保護も受けられるようにし、過去の状況から金銭管理能力を想定し、何をどれだけ買うか本人と決めたり、自転車で買い物できたことを褒めたりしました。その一方で、本人から訪問を催促された時には、直ぐに求めに応じることなく、却って自立を妨げることにならないよう、慎重に訪問の緊急性・必要性を判断するために生活状況の聞き取りをしていました。そして敢えて1週間後と、訪問の約束をしていました。寂しいときに、本人が助けを求める方法の提案もしつつ、求める力の有無の判断もしていました。

近隣住民から「迷惑だから出て行って欲しい」と言われていた知的障害のある夫婦にも保健師、まず会いに行っています。夫婦にとっての一番の要望と嫌なことを聞き取ります。「悪口言われ辛く、居心地の悪い思いをしている」とのことで、夫婦も「(この地域から) 出ていきたい」と、この事例の場合は双方の希望が一致していました。しかし近隣住民とトラブルになるパターンはだいたい決まっていて、「同じパターンのトラブルは予測・予防できるはず」と、持ち込まれた相談からパターンを予測し対応をするようにします。そのように進めていくと、夫婦の言動も「自分たちでするべきことかどうか、分からなかっただけだったのかもしれない」と理解できるようになり、本人たちのプライドに配慮した対応をすることにより、夫婦も保健師からの助言も聞けるようになっていました。

人工呼吸器装着した児の家族は、沐浴、リハビリ、補装具助成制度など、児へのケアのためにどうしたいかを明確に伝えてきました。自宅での生活、地域資源の活用など、一つひとつ丁寧に伝えていきました。住まいの住所地から、これまで保健師と協働実績のある事業所を選び紹介していました。

この4事例に対して、転倒骨折がきっかけで要介護状態が進んだ事例は、「楽しみもなく、何もしたいとは思わない」ということでした。「（あれこれ関わらないで）そっとしておいて欲しい」というような本人の希望・価値観を前提に、閉じこもりのリスクとシナリオを生活歴から把握しています。介護保険の認定調査結果や、家庭訪問で観察してきた生活状況の中から、介護予防を妨げる要因を探るなどして、要介護状態と閉じこもりの進行を最小限にする関わりをしていきます。さらにこの地域では、「もう、そっとしておいて欲しい」と希望する高齢者は、この人だけではない。よく似た生活歴を持ち、希望・価値観も似ているだろうことから、この事例にとどめないこの地域の高齢者の傾向として捉え、他事例への予防活動を検討していました。

本人・家族の能力・希望・価値観に配慮した援助技術（スキル）は、本人・家族の求めるとおりのことを実現させるだけではなく、本来どうだったら良いのか、どうあるべきかで援助ニーズを把握し、そのことの実現を志向するものです。

5・関係職種との連携における援助技術（スキル）

保健師は当事者本人・家族の療養・療育生活上の困難に、医療保健福祉サービスを統合した形で支援するものです。その時、二つの立場の役割を持つよう求められます。ひとつは医療職として、もう一つは行政職としての立場です。行政職にも多職種あって、協働のもと役割分担してそれぞれ業務を担います。行政の中で、多職種で協働するときは、保健師のみが医療職の立場でチームに存在することも少なくありません。「療養・療育生活上の困難の可能性に対応する医療の専門的・技術的な援助」をその責任において果たす必要があります。逆に医療職で集まった時には、保健師のみが行政の立場での存在です。まずは保健師としての役割、どの職種もそうですが、自分たちの役割責任を遂行するからこそ、多職種協働チームの一員になりえるのです。多職種協働チームの中で機能するからこそ、当事者本人・家族に良い支援が提供できるのです。

介護保険サービス担当者会議で最初から役割分担をどうするか話し合いをするのではなく、合意形成の「仕上げの場」になるように保健師は下準備して臨んでいました。まず家族は介護負担の大きい入浴サービスを希望していること、本人はなじみのない診療所は利用しようとしなかったこと、小規模のデイサービスがよさそうだということ、住まいから遠くない事業所であることなどと、本人・家族に見合ったサービスを組み立てていました。事業所にも受け入れの根回しをして、本人の性格・意向もデイサービス職員に伝えリハビリも依頼していました。さらに月ごとにかかる介護保険サービス自己負担発生日にも配慮して、利用開始日を想定してから、逆算して担当者会議の日程調整していました。

三歳児健診で発達障害を危惧した児に対しても、第二子の出産予定日と新生児訪問、幼稚園の入園式との関連で関わりが展開されていました。療育機関の見学で母に同行するまでには、新生児訪問の助産師、幼稚園の園長・教諭との連携体制ができていて、二次健診での医師、臨床心理士、作業療法士も加わります。そして児の様子、家族内関係性から、母の困り感を再評価・再解釈して、専門スタッフの支援が受けられるように支援していました。

ごみ屋敷に住む高齢者に対しても、民生委員、診療所看護師、社会福祉協議会担当者、生活保護担当課・福祉課の各職員と連絡を取り合って進めていました。各職種が本人とそれぞれ会って対応しているのですが、保健師はそれぞれの職種から状況を聞き取り、本人に関わった支援者が心配していることは「同じ」と判断します。この時出来た連携体制は、本人が肺炎で入院、生活保護担当課からの転居命令のときに功を奏します。一人暮らしをしていて、一つ崩れると生活の全部が崩れごみ屋敷となったのかもしれません。転居以降はごみも自分で管理し、身なりも整ってきたことから、本人の力と生活を崩さない予防的な関わりの検討もされていました。

6・保健事業や福祉サービスへの適用に向けた援助技術（スキル）

第7章の事例の保健師は、ともに20歳代前半の夫婦が、3歳未満の子どもを育てていて、第二子の妊娠届け出時に、「普通ではありえない」生活状況を把握しました。生活苦のため夫婦交替で、土日・深夜も働くことで生計を立てていました。家事・育児、生活遂行能力が未熟な母で、夫からの暴力も危惧され、さらに離婚しなければ支援しないと言っている実母という家族関係の中で育児している事例でした。母からの「児に言葉の遅れがあって育てにくさを感じる」という訴えは、この家庭環境にあっては想定に難くありませんでした。

この事例でも、まずは家庭訪問を申し入れます。同時に親子遊びの教室も紹介します。母は素直に保健師の家庭訪問を受け入れ、毎回の教室に通ってくれます。三歳児健診には両親揃って来所してくれます。三歳児健診では療育が必要な児であると判断しますが、ここで保健師は、療育を受けるかどうかの判断は両親に考えて決めてもらえるようにしています。発達健診にも、その後の発達支援センターの見学へと、引き続き両親に同行します。

ただ児の療育支援に向けて回数を重ねて関わっていくと、児に発達の改善が見られます。それに対する両親の反応、児の両親への反応を捉えて、父母ともに児への関わりの未熟さがあると判断します。自分たちで気が付いて上手くできたことは認め褒めつつ、「今日はよく頑張ったと褒めてあげるのだよ」などと、子どもが喜ぶこと、褒めるタイミングなど、細かくかみ砕いて促す必要があると理解し対応していました。

そして第二子出産に備え、出産時の家族へのサポート体制を整えることを最優先にします。この機に変化する家族関係を捉え、実際になされた家族内協力体制を把握していきます。しかし母には家族から必要な協力は得られそうにないことが分かり、緊急時の対応をどうするかの検討をします。今ある資源で唯一「24時間ダイヤル」を紹介することにしますが、このサービス名称の頭に児童虐待の言葉がありました。そこのところを「誤解しないように」「これを特別に使わせてもらおう」と説明しながら、緊急時の対応を合意していきます。合意することが、母の育児をエンパワーすることになるようにしていきます。さらに児童福祉課の養育支援訪問事業も利用できるよう支援内容と支援体制を準備して、利用可能な社会資源を必要な時に求められるようにして、年末年始を乗り越えられるようにしていきました。

その地域、自治体の生活支援サービスの存在を把握し、児童虐待防止の「24時間ダイヤル」を紹介したように「本来はこうだけれども、ここまで幅を持たせられる」などの資源活用方法も検討・調整していく援助技術（スキル）になります。

あとがき

「今、持っている保健師の家庭訪問の実践の記録を著書に…」

二〇二二年夏、私は初めて学術集会長を務めました。一般社団法人日本地域看護学会第25回学術集会の集会長講演の後、クオリティケアの鴻森氏に提案をいただいたのです。その瞬間、私は無事集会長講演を終えられたことの安堵とともに、私が取り組んできた研究を理解くださる方に出会えたことを知りました。保健師の実践を大切にしながら、そしてそれができる研究にこだわって、保健師活動の教育・研究を続けるために大学に籍を置いてきたのです。そのことの意義を世に問える機会が得られたことが嬉しく、引き続き本書の執筆に取り組むことにしました。

学術集会長講演の初めに紹介した事例が、本書第3章の「音が消えた…消えたから分かった生活の姿」でした。私の話をお聞きいただいた皆様からは、「私らしい教育研究の主張があった」「看護の実践に基づいた研究、実践を大切に良い実践に繋がる研究をすることの後押しを得た」という意見に併せて、「研究に重きが置かれていた」という批判もいただきました。逆に私の看護実践知の話が、研究として聞いてくださった方もいらして、保健師の家庭訪問援助を主軸にした実践、教育、研究の中庸に至ることができたと自己評価しました。

本書には、私が集めた保健師の家庭訪問の実践のうち20例からみた看護職の援助技術（スキル）として、６つの枠に分けて掲載しました。改めて全体を概観して保健師は、①事例の向き合い方、②関係性の作り方、③良い変化へのもたらし方、について常に創意工夫・試行錯誤するからこその質の高い看護実践されていると理解できました。マニュアル、ガイドラインなど既にある規範をそのまま示すのではなく、しかし逸脱しない範囲で、その保健師らしい展開をされていました。私が実践で日々心掛けていることに、①時機を待つ、②自分のことは自分で決めてもらえるようにする、③「そうでない可能性」を想定しておく、があるのですが、これらも支持くださった感じがしました。さらに私が目指しているけれど未熟な「聴く力　続ける力　待つ力」（石井均、第2回日本糖尿病医療学研究会、二〇一五）を皆さんお持ちで、改めてこの３つの力を少しでも獲得して実行できるよう後に続きたいと思いました。

しかし執筆に使った記録は、多くの保健師さんの実践の語りから整理した「保健師の意図」と「保健師の行為」のデータです。分析できるように１つの内容が１つのデータになるように分けてありました。それを再び、保健師の援助技術（スキル）として伝わるようにストーリー性をもたせた文章にする必要がありました。研究データをただ並べただけの原稿でしたが、ここまで読みやすくしてくださったのはクオリティケアの鴻森氏でした。私のこの20年間の研究成果を本書の形にしていただいたこと、うれしい限りです。感謝の気持ちしかありません。

心残りは、多くの保健師さんの実践の語りが、公表できる形になるのに20年近くかかったことです。どれも納得できる素晴らしい実践で、まず私が保健師としての援助技術（スキル）を学ばせていただきました。本当は、すぐにでも成果として保健師さん方に報告しお礼すべきだったのです。

しかし多くの保健師さんたちは、当時の部署から異動され、本書をお届けすることができない方たちも少なくありません。改めて私どもの研究にご協力いただき、情報提供下さった保健師諸姉に深くお礼申し上げます。本書を手に取られた方は、是非連絡くださり、私の至らないところ、言葉にしたことの他にも伝えるべきことなど、ご教示くださいますようお願い申し上げます。

二〇二三年十一月五日

田村須賀子

家庭訪問

―実践事例からみた援助技術（スキル）の言語化―

定価：本体 2,600 円＋税

2024 年 2 月 1 日　　第 1 刷発行 ©

著者　　　　田村須賀子

発行　　　　株式会社クオリティケア

代表取締役　鴻森和明

〒 176－0005　東京都練馬区旭丘 1－33－10

TEL & FAX　03－3953－0413

e-mail：qca0404@nifty.com

URL：http://www.quality-care.jp/

印刷　　　　株式会社双文社印刷

ISBN 978－4－911097－04－5

C3047　¥2,600

著者紹介

田村須賀子（たむら・すがこ）

富山大学学術研究部医学系（地域看護学講座）教授

1984年千葉大学看護学部卒業。富山県婦中町保健師11年間。1994年より富山医科薬科大学医学部看護学科助手。2002年千葉大学大学院看護学研究科修了（看護学博士　論文題目「看護職の意図により捉える家庭訪問援助の特質」）。2002年石川県立看護大学助教授。2008年より現職。地域／公衆衛生看護、地域包括ケア領域での実践・教育・研究者。特に「保健師の家庭訪問援助」の言語化に取り組み、町保健師での実践に基づいた新生児訪問、脳卒中後遺症者宅への訪問の分析から始め、「障害者および神経難病療養者」「発達障害の可能性を危惧した『気になる子ども』」に対する家庭訪問を主軸とした個別援助。「福祉部門に配置された保健師」「生活保護担当課保健師」による家庭訪問援助へと研究を進めてきた。主な著書等は、最新公衆衛生看護学（日本看護協会出版会）、ワークブック地域／公衆衛生看護活動事例演習―地区活動（地域／公衆衛生看護）の手段としての家庭訪問―（クオリティケア）。

索　引

サ行

タ行

ナ行

ハ行

マ行

ヤ行

ラ行